临床输血
实验室检测技术

主　编　张印则　邵超鹏　邓超干

科学出版社

北　京

内 容 简 介

本书共分6章，详述了临床输血相关实验室检测的质量管理，包括试剂质量检测、检测体系有效性控制、人员、流程与自动化管理。血型检测，包括ABO血型检测、Rh血型检测、其他血型检测。不规则抗体检测，包括开展不规则抗体检测的实验室条件、不规则抗体检测流程。交叉配血，包括交叉配血的方法、配血不合的处理、临床实验室交叉配血依据、范围与收费标准。其他血清学检测，包括抗体效价检测、HDFN检测、TEG检测、收费标准。分子生物学检测基本技能，包括引物设计、PCR反应体系调整、基因测序。内容实用，为临床输血专业人员同质化培训提供教材，同时可供检验、医师、护理、医学院校学生、患者及相关人员参考。

图书在版编目（CIP）数据

临床输血实验室检测技术 / 张印则，邵超鹏，邓超干主编 . -- 北京：科学出版社，2025. 6. -- ISBN 978-7-03-082793-7

Ⅰ . R446.11

中国国家版本馆 CIP 数据核字第 2025C8D915 号

责任编辑：路　弘 / 责任校对：张　娟
责任印制：师艳茹 / 封面设计：龙　岩

科学出版社 出版

北京东黄城根北街16号
邮政编码：100717
http://www.sciencep.com

三河市春园印刷有限公司印刷

科学出版社发行　各地新华书店经销

*

2025年6月第 一 版　开本：850×1168　1/32
2025年6月第一次印刷　印张：6 1/4
字数：200 000

定价：45.00 元
（如有印装质量问题，我社负责调换）

编者名单

主　　编　张印则　邵超鹏　邓超干

副主编　胡锋兰　蔡钦泉　杨　燕　范玉君　王雷萍

组织编写　深圳市医师协会输血科医师分会

编　　者（以姓氏笔画为序）

王雷萍　深圳市人民医院

邓超干　深圳市罗湖医院集团

刘海云　深圳大学总医院

刘瑞琪　深圳大学总医院

孙晓琳　深圳大学总医院

李　璐　深圳大学总医院

杨　燕　深圳市第三人民医院

吴伟鑫　深圳大学总医院

张印则　深圳大学总医院

邵超鹏　深圳市第二人民医院/深圳大学第一附属医院

范玉君　深圳市第四人民医院

胡锋兰　深圳市南山区人民医院

蔡钦泉　深圳市罗湖医院集团

魏俊杰　深圳大学总医院

前　言

　　编写本书的目的是提升输血科从业人员的专业技能。按照字典的解释，"技"为技术、手艺，"能"即处理问题的能力。"技能"是综合运用已积累的知识、经验来完成某项活动的能力，技能可以通过学习、培训而获得。

　　对于输血科从业人员而言，"技"的训练主要是实验操作的训练，通过严格、规范的练习掌握正确的实验操作，得到准确、可信的实验结果。正规院校科班出身的工作人员做到这点并非难事，所以训练的重点不在"技"而在"能"，也就是在特定情况下选择合适的方法来解决问题。

　　输血相关的实验方法非常多，方法是解决问题的手段，是达到最终目的的途径，而目的是在现实需求下催生的。所以解决问题一定是紧紧围绕着目的，选取适当的方法来实现的，这就要求输血科从业人员必须清醒地了解最现实的需求是什么。

　　输血科是为患者输血服务的。从宏观层面讲，临床救治患者，输血治疗必须满足"快"且"准"的需求，所以在实验方法上也必须选择操作简单、快速，能直接给出准确结论的方法，达不到这一需求的方法就不是"好方法"。比如，遇到一个ABO亚型样本，不易准确定型时，有些人会做H抗原强度、抗体效价等检测。在这种情况下，H抗原强度及抗体效价检测就不是"好方法"，因为这些实验做得再精妙，也无法给出准确的血型结果，对问题的解决毫无贡献。从微观层面讲，遇到某一具体问题时，

i

需要将各种碎片化的知识整合起来，找到切入点，选用"好方法"来解决问题，并给出准确结论。例如，进行ABO反定型时，A、B、O试剂红细胞出现全凝集，问题的焦点在于如何排除干扰而获得准确的鉴定结果。这时解决问题的切入点就是排除干扰，实验方法就应选择最简单、最直接、最有效的吸收法去排除存在于血浆中影响反定型检测的干扰物质。而不规则抗体筛查、特异性鉴定、选取相应抗原阴性的红细胞再进行反定型检测就不是"好方法"。并不是这些方法本身存在错误，而是选用这些方法不仅意味着目的的迷失，还人为地放大了检测难度，违背了输血科日常工作对"快速、准确、直接"的基本要求。

就实验方法本身而言，并无好坏之分。按《周易》的思维逻辑，实验方法的选择要围绕目的这一命辞，去选择逢其时、得其位、恰逢其会的方法。这恰恰是"能"的培训范畴，也是本书编写的目的所在。

本书经深圳市医师协会输血科医师分会同仁共同讨论而成，呈现在同行面前，希望能实现"决疑难，明是非"的同质化培训目的。虽心有所向，但能力所限，不免挂一漏万，望同行不吝赐教。

张印则

2025年3月

目　录

第一章　实验室检测的质量管理

实验室检测的质量是输血科安身立命的根本，必须做到检测结果准确、及时，在第一时间为患者提供安全的输血技术服务。在实验检测过程中，涉及许多环节，本章重点讲述影响实验室检测质量的关键点，包括试剂质控、检测体系有效稳定的控制、流程控制、信息与检测自动化控制等内容。

第一节　试剂质量检测

输血科开展的各种检测项目都离不开试剂，其质量直接关系到检测结果的准确性及可信性。实验前必须对试剂进行质量检测，做好实验前准备。

一、试剂质检范围与频率

（一）试剂质检范围

输血科日常工作中用到的试剂较多，试剂质检范围的确定应是关乎输血安全检测项目中涉及的关键试剂，而非对所有试剂进行质检。比如，在进行ABO血型检测时，生理盐水是重要的辅助试剂，开封后放置太久有可能被细菌污染而影响检测结果，是否需要对其进行质检以排除细菌污染的可能呢？显然并不需要，原因在于生理盐水是完整反应体系中的一个组成部分。如果血型试剂质检合格，意味着作为反应体系组成成分的生理盐水同样合格。如果血型试剂质检不合格，就有理由怀疑要么血型试剂有问题，要么生理盐水有问题，此时扩大排查范围将生理盐水纳入其中是合理的，再开一瓶重新检测也就够了。实际工作中，应抓住关键点，以点带面，避免将问题无限扩大化。

涉及输血安全的检测项目主要有血型鉴定、抗体检测和交叉配血。以上检测所用到的关键试剂都应包括在内，比如，ABO血型定型抗体及反定型红细胞试剂、RhD定型抗体试剂、抗球蛋白（AHG）试剂，以及完成以上实验的各种微柱卡等。

（二）试剂质检频率

试剂质检频率的确定没有统一标准。一般情况下，新买来的试剂无论与上一批试剂批号是否相同，使用前都应进行常规质检，以排除长途运输、保存等因素对试剂质量的影响，确保试剂性能未受损。另外，在日常样本检测中，结果出现异常，怀疑由试剂变质引起时，应再次对试剂进行质检。实际工作中，应根据实验室的样本检测数量，合理确定试剂质检频率，并要避免频繁质检或从不质检这两个极端情况的发生。

二、试剂质检方法

（一）抗A、抗B血型定型试剂质量要求

新购进的抗A、抗B血型定型试剂在使用前需对其效价、亲和力进行检测，评价试剂的有效性。检测前，需对试剂外观、有

效期等进行确认，并做好记录。

1. 效价测定

（1）测定方法

1）取20支洁净试管，分为2排，每排10支。分别标明2、4、8、16、32、64、128、256、512、阴性对照。各管中加入0.1ml生理盐水。

2）在第1排第1管中加入0.1ml抗A，在第2排第1管中加入0.1ml抗B。混匀后吸出0.1ml加至第2管中，以此类推。倍比稀释至第9管，第10管为阴性对照管。

3）在第1排各管中加入1滴A型红细胞试剂，在第2排各试管中加入1滴B型红细胞试剂，混匀。

4）$1000 \times g$离心15s，观察结果。

（2）结果判读：红细胞凝集强度呈"＋"的最高稀释度为抗体效价。

（3）质量要求：按《抗A抗B血型定型试剂效价测定用国家参考品》规定：抗A与抗B的效价均不低于256（抗A对A_1细胞效价为256，对A_2细胞效价为128，对A_2B细胞效价为128）。

2. 亲和力测定

（1）测定方法

1）取一张洁净玻片，用记号笔划成方格，标明抗A、抗B。

2）在相应方格内，加入1滴抗A、抗B。再分别加入1滴A、B型红细胞试剂，混匀。

3）不断轻轻转动玻片，记录肉眼可见凝集出现时间及3min时凝块的大小。

（2）质量要求按《中华人民共和国药典》（https: //ydz.chp.org.cn）规定：凝集出现时间$\leqslant 15s$，3min时凝块$\geqslant 1mm^2$。

（二）ABO血型定型红细胞试剂质量要求

ABO血型定型红细胞试剂至少应包含A、B及O型红细胞。在玻片上滴1滴抗A或抗B血型定型试剂、1滴相应待检红细胞试剂，立即混匀，不断轻轻转动玻片。记录肉眼可见凝集出现时间及3min时凝块大小，结果应符合表1-1的要求。

表1-1　反定型试剂红细胞质量要求

红细胞试剂	血型定型试剂		凝集出现时间/s	凝块大小/mm²
	抗A	抗B		
A型	＋	－	≤15	≥1
B型	－	＋	≤15	≥1
O型	－	－	－	－

注：＋.凝集；-.无凝集。

（三）抗D血型定型试剂质量要求

1.特异性检测

（1）检测方法

1）阳性管：在试管中加入2滴抗D，1滴2%～5% RhD（＋）红细胞生理盐水悬液。

2）阴性管：在试管中加入2滴抗D，1滴2%～5% RhD（－）红细胞生理盐水悬液。

3）根据抗D的性质决定检测方法。IgM型或IgM/IgG混合型抗D使用盐水法，IgG型抗D使用间接抗球蛋白法（indirect antiglobulin test，IAT）。

（2）质量要求：阳性管出现凝集且凝集强度达到"＋＋

+～++++"，阴性管无凝集。

2.效价测定

（1）测定方法

1）取10支洁净试管排成1排，标明2、4、8、16、32、64、128、256、512、阴性对照。各试管中加入0.1ml生理盐水。

2）在第1管中加入0.1ml抗D，混匀后吸出0.1ml加至第2管中。以此类推，倍比稀释至第9管，第10管为阴性对照。

3）在各管中加入1滴2%～5%RhD（＋）红细胞生理盐水悬液，根据抗D的性质，决定检测方法，IgM型或IgM/IgG混合型抗D使用盐水法，IgG型抗D使用IAT法。

（2）结果判读：红细胞凝集强度呈"＋"的最高稀释度为抗体效价。

（3）质量要求：抗D效价＞64。

（4）注意事项：本法适用于抗C、c、E、e定型试剂效价测定，效价应＞16。

（四）不规则抗体筛查细胞及谱红细胞质量要求

分别使用2个批号的抗D、抗E定型试剂对不规则抗体筛查细胞及谱红细胞进行检测，实验结果反应格局应与试剂盒提供的反应格局相同。

（五）AHG试剂质量要求

1.IgG型抗体致敏红细胞配制

（1）在洁净试管中加入2滴RhD（＋）压积红细胞，2滴IgG型抗D血型定型试剂，混匀，37℃孵育30min，其间不断混匀。

（2）用生理盐水洗涤6～8次（1000×g，离心1min），最后1次离心后，弃去上清液，用吸水纸吸去管口残余液体，制成致敏压积红细胞。

（3）另取1支洁净试管，加入1ml生理盐水，再加入30μl致敏压积红细胞，配制成3% IgG型抗体致敏红细胞盐水悬液。

2. AHG试剂测定方法

（1）阳性管：在试管中加入1滴IgG型抗体致敏红细胞悬液、2滴AHG。

（2）阴性管：在试管中加入1滴IgG型抗体致敏红细胞悬液、2滴生理盐水。

（3）1000×g离心15s，观察结果。

3. 质量要求　阳性管凝集强度为"＋＋＋～＋＋＋＋"，阴性管无凝集。

4. 注意事项　红细胞与抗D孵育后，需充分洗涤，去除上清液中残余抗体。必要时，可对最后一次上清液进行检测，以确保无抗体残留。否则IgG型抗D会中和AHG试剂，引起假阴性结果。

第二节　检测体系有效性控制

一、质控品的意义

与输血安全相关的实验绝大多数都是定性实验，每个实验检测都会形成各自的检测体系，比如，手工处理、样本、试剂等元素组合在一起就形成了人工检测体系，而自动检测设备、样本、试剂等会构成自动检测体系。

样本经过检测体系的处理而得到的结果是否准确，仅凭实验结果无法给出答案，无从判断检测体系是否出现漂移、各元素是否出现偏差而对实验结果产生质的影响，导致结果不准确。必须对检测体系的有效性、准确性进行评价后，才能回答这一问题。

而评价检测体系有效性及准确性的工具就是质控品，这就是在日常检测中使用质控品的目的与意义。

二、质控品的要求

为达到衡量、评判检测体系有效、稳定的目的，并能敏锐地发现检测体系出现的细微偏差，避免定性实验结果错误，质控品应包含阳性与阴性参考物，而且阳性参考物必须是一个恒定的弱阳性，这样才能敏锐地发现检测系统出现的细微偏差，而使用强阳性参考物则达不到此效果。

另外，在选择不规则抗体检测、交叉配血的质控品时，还应考虑抗体的性质，应选择能监控IgG与IgM不同性质抗体的质控品。

三、自制质控品

实验室获得质控品的渠道无外乎两条：购买市售质控品、实验室自制质控品。

市售质控品因其性能稳定、来源方便，成为绝大多数输血科的首选。但有些市售质控品缺点也非常明显，阳性定值过高。强阳性质控品不能敏锐地反映检测体系的细微变化，质控效果大打折扣。不过对于许多实验室来说，这一缺点恰恰是最大的优点，因为使用这样的质控品极难失控，工作人员不用操心费力地查找失控原因，减少了许多不必要的麻烦。对检测质量要求较高的实验室，应购买或自制低值阳性质控品。

（一）试剂准备

输血科常规使用的质控品按项目分类，可分为血型检测质控品、不规则抗体检测质控品及交叉配血质控品。有意愿自制质控品的实验室需准备如下试剂。

血型检测质控品试剂准备：血型互补的红细胞、红细胞保存液、ABO 血型定型抗体试剂、AB 型血浆（补体灭活，且无冷抗体、不规则抗体、自身抗体等。以下相同）。

不规则抗体检测及交叉配血质控品试剂准备：IgM 型抗体、IgG 型抗体、抗体稀释液、AB 型血浆。

1. 抗体要求　不规则抗体检测及交叉配血质控品均涉及抗体的检测。按要求，应能检出 IgM、IgG 型抗体。在选择抗体时，可选用来源方便的市售抗体，以保证自制质控品的特异性、稳定性。

市售 IgM 型血型定型抗体种类很多，可根据当地人群不规则抗体出现频率来选择抗体特异性。比如，有文献报道，深圳地区最常见的不规则抗体是抗 M、抗 E，自制质控品时就可以在两者之间任选一种作为 IgM 型抗体。

市售 IgG 型血型定型抗体种类较少，选择余地不大，比较容易购得且价格较低的是 IgG 型抗 D，可以此作为质控品中的 IgG 型抗体。

市售血型定型抗体效价高，阳性反应结果均为强凝集。自制质控品时，应对其进行稀释，以达到低值阳性的要求。稀释液宜选用专门用于抗体稀释的市售抗体稀释液。一般地，用抗体稀释液稀释抗体，其稳定性可保证在一年内不出现效价明显降低的情况，比单独使用血浆、血清等稀释效果好。为达到质控品应与被检样本性状相同或相似的要求，可将抗体稀释液与 AB 型血浆按一定比例混合后，再对抗体进行稀释。

2. 血型要求　血型检测质控品、不规则抗体检测质控品、交叉配血质控品虽然名称不一样，检测的内容也不相同，但都涉及血型问题。血型检测质控品通常是对ABO血型、RhD抗原的检测进行质控，而不规则抗体检测质控品、交叉配血质控品看似与血型无关，其实也是建立在血型基础之上的，血型的选择取决于抗体的特异性。而且质控品还要求包含阴性、阳性结果，所以综合起来就要通盘考虑质控品红细胞的血型，按照血型抗原阴、阳性互补的原则来挑选红细胞。

在挑选血型适合的红细胞时，应以表现频率低的抗原筛选为起点，先难后易，逐渐拓展，按血型抗原阴、阳性互补的原则最终确定红细胞血型（表1-2）。例如选用了IgM型抗M、IgG型抗D，就要求红细胞要有M（＋）、M（－）、RhD（＋）、RhD（－），再结合ABO血型，还要有A（＋）、A（－）、B（＋）、B（－）红细胞。将众多抗原放在一起通盘考虑，需要一个明确的线头作为抓手，将所有血型串在一起。而这个抓手就是表现频率低的抗

表1-2 红细胞血型抗原互补的筛选原则

抗原互补	筛选特点	红细胞抗原		
		RhD（－）	ABO	M
基准	获得的难易程度	难	容易	容易
	筛选顺序	先筛	后筛	
	血型确定	以Rh（－）为基点	是什么都可以	
配伍	筛选特点	红细胞抗原		
		RhD（＋）	ABO	M
	获得的难易程度	容易	容易	容易
	筛选顺序	几乎都是RhD（＋）筛选无难度，可忽略	先查	后筛
	血型确定	RhD（＋）	挑选与基准红细胞血型互补的样本即可	

原，以此为血型筛查的起点。本例中，应先筛查RhD（-）红细胞，找到阴性细胞后，再对其ABO、M抗原进行检测，无论是什么结果，记录下来就可以了。筛选出与基准红细胞血型抗原阴阳性互补的配伍红细胞就比较轻松了，RhD（+）红细胞非常容易找到，难度可以忽略不计。剩下的就是挑选出与基准红细胞ABO、M抗原互补的红细胞，这个也没有什么难度。比如，基准红细胞血型是RhD（-）/AB/M（-），相应的配伍红细胞就应挑选RhD（+）/O/M（+）。

（二）配制方法

以A/RhD（-）/M（+）及B/RhD（+）/M（-）为例，介绍配制方法。

1. 血型检测质控品

（1）配制方法

1）取2支洁净试管，标明A细胞（1号管）、B细胞（2号管），取2ml相应血型全血加入试管中，用生理盐水洗涤3次，去除上清液，制成压积红细胞，备用。

2）对抗A、抗B定型试剂进行效价检测，并记录红细胞凝集强度呈"+"的最高稀释倍数（具体操作详见前文"抗A、抗B血型定型试剂质量要求"）。

3）另取2个洁净试剂瓶，标明抗A、抗B。在每个试剂瓶中加入10ml红细胞保存液、10ml AB型血浆。按效价检测中所记录的稀释倍数计算应加入的抗体量，用加样器吸取相应量的抗A、抗B加至试剂瓶中，混匀，备用。

4）在A型压积红细胞管中，加入压积红细胞3倍体积的经稀释的抗B；在B型压积红细胞管中，加入压积红细胞3倍体积的经稀释的抗A。1000×g，离心1min，制备成可用于检测的血型质控品。

（2）注意事项

1）试管、试剂瓶应粘贴标签，内容包括编号、名称、特征描述、制备日期、有效期、配制人等。

2）每批质控品的配制量应够1个月使用。实验室可根据日常质控消耗量对每批的配制量进行适当调整。

3）若选择AB型与O型作为血型质控品，抗A、抗B应加至同一试剂瓶中，另一个试剂瓶则不加抗体。

4）红细胞保存液与AB型血浆的比例可根据质控品的稳定性进行适当调整。

2.不规则抗体检测质控品及交叉配血质控品

（1）IgM型抗M（3号管）

1）对抗M定型试剂进行效价检测，并记录红细胞凝集强度呈"＋"的最高稀释倍数（具体操作详见前文"抗A、抗B血型定型试剂质量要求"）。

2）取一个洁净试剂瓶，标明抗M。加入10ml抗体稀释液、10ml AB型血浆。按效价检测中所记录的稀释倍数计算应加入的抗体量，用加样器吸取相应量的抗M加至试剂瓶中，混匀，备用。

（2）IgG型抗D（4号管）　使用IAT法对抗D进行效价检测，具体操作如下。

1）取10支洁净试管，标明2、4、8、16、32、64、128、256、512、1024，每支试管中加入0.1ml LISS液。

2）在第1管中加入0.1ml抗D，混匀后吸出0.1ml加至第2管中，以此类推，倍比稀释至第10管。

3）各管中加入1滴3% RhD（＋）红细胞生理盐水悬液，37℃，孵育15min。

4）各管用生理盐水洗涤3次，弃上清液。各管中加入2滴AHG试剂，1000×g，离心15s，观察结果。记录红细胞凝集强度呈"＋"的最高稀释倍数。

5）取一个洁净试剂瓶，标明抗D。加入10ml抗体稀释液、10ml AB型血浆。按效价检测中所记录的稀释倍数计算应加入的抗体量，用加样器吸取相应量的抗D加至试剂瓶中，混匀，备用。

（3）注意事项

1）试剂瓶应粘贴标签，内容包括编号、名称、特征描述、制备日期、有效期、配制人等。

2）每批质控品的配制量应够1个月使用。实验室可根据日常质控消耗量对每批的配制量进行适当调整。

3）抗体稀释液与AB型血浆的比例可根据质控品的稳定性进行适当调整。

（三）质控规则与结果

1.血型质控　使用1、2号管进行日常血型质控，正定型阳性结果凝集强度为＋＋＋＋，反定型阳性结果凝集强度为＋。

2.不规则抗体筛查　使用3、4号管进行日常不规则抗筛查质控，阳性结果凝集强度为＋。

3.交叉配血　以3、4号管为患者，分别与1、2号管进行主侧配血，阳性结果凝集强度为 ± ～＋。

（四）质量要求

自制质控品应符合《标准物质/标准样品的使用指南》（CNAS-GL04）、《实验室内部研制质量控制样品的指南》（CNAS-GL05）、《定性测定性能评价指南》（WS/T 505—2017）、《临床检验定量测定室内质量控制》（WS/T641—2018）等的相关要求。自制质控品质量评价指标主要包括以下内容。

1.稳定性　自制质控品每天检测1次，至少连续检测30d，观察其稳定性。凝集强度上下波动范围不超出1个滴度为合格。

2.特异性　在连续观察过程中，特异性凝集反应不能消失，非特异性反应不能出现。

3.重复性　对质控品样本至少连续检测20次,要求CV <10%。

4.细菌污染　配制后在使用周期内,判断是否存在细菌污染,对质控品性能造成影响,包括对外观、是否溶血、红细胞形态是否发生变化、对特异性干扰、抗原性强度等影响。

5.平行对比　更换质控品批次时,新旧批次在更换前后至少各对比3d。

自制质控品在首次使用前需完成以上指标评价,并保留完整的评价记录。在不改变质控品配方组分的情况下,以后每次配制质控品时无须再次评价。当配方组分发生改变时,则需重新评价。

第三节　人员、流程与自动化管理

一、人员管理

输血严重危害(serious hazards of transfusion,SHOT.https://www.shotuk.org)年报显示,临床上发生的输血事故主要由人为差错引起。各项工作靠人来落实、完成,难免出现差错。人不同于机器,体力、精力、情绪、合作精神、执业敬畏、业务能力等都会对工作质量产生影响。

(一)选人

既然人的差错无可避免,从源头上把好用人关,通过双向选择机制挑选适合在输血科工作的高素质人才,并在此基础上加强业务能力培训就成了防止人为差错行之有效的好办法。

所谓高素质应重点放在高尚品行上，比如团结合作、谨慎好学、敬业服从等，避免单从高学历、高职称方面来评价。输血科是高风险科室，稍有差错患者可能会丧失性命，所以员工的素质、品行极为重要，必须要有团结合作、守规矩、听号令的基本素质，否则会给科室带来隐患。这也是双向选择的用人机制根本目的所在，通过面试、试用等环节对员工进行全面考察，择优录用适合在输血科工作的人才，把好控制人为差错最为关键的人员录用关。

（二）培训

培训是提高业务能力、防范人为差错的有效措施。培训重点是岗前培训，培训原则是按岗位要求制订培训计划与内容。培训内容包括法规、规范、标准、规章制度、理论知识、工作流程、实验操作、模拟练习等。培训效果要达到同质化，只要上岗就要能解决该岗位日常工作中遇到的所有问题，包括疑难问题的处理。为达到这一目标，需设置严格的能力评价标准，比如理论笔试、实操考核、现场提问等。

同质化培训对培训者的要求非常高，尤其是在处理疑难问题上，必须有扎实的理论功底、丰富的实践经验、鞭辟入里的问题分析能力、通俗易懂的表达能力。总之，培训者要有授之以渔的能力，让人明机制、能落实、举一反三。

（三）强化

全面系统的岗前培训信息量非常大，日常工作中不常遇到的情况、细节、标准、要求，难免会随着时间的推移而忘记，这就需要科室对工作人员进行定期的强化培训。

（四）纠偏

培训的目的是要将各项工作的细枝末节落到实处，但在执行过程中，可能会出现各种各样的偏差。现场管理是纠偏最有效的办法，发现问题时，要立刻对全科人员进行教育，避免科室人员犯同样的错误，及时教育是避免小问题演变成大问题的有效措施。教育的目的是防微杜渐，避免人为差错的发生。

（五）安排

长时间、高强度的工作常会让人感觉疲累，注意力、反应能力都会大幅下降，差错就会乘虚而入。在人员安排上，要努力做到合理，工作量大时应安排足够的人手。节假日可适当减少在岗人员，但要做到不疲劳工作，充足的休息是保证高质量、高效率的关键。

（六）氛围

职业倦怠、低落的情绪状态容易引起意想不到的差错，在科室的日常工作中，要打造出一个宽松、和谐、愉快的工作氛围，尽量让每位员工都能保持一个良好的心理状态。

二、流程管理

流程管理一词最早源于企业管理，其最终目标是实现利润最大化。输血科实行流程管理的目的与之截然不同，是为了降低可能发生的人为差错、保证工作质量，提高输血安全水平而采取的预防性风险控制措施。

讲流程管理，很容易让人联想到标准作业程序（standard operating procedure，SOP）。SOP每个输血科都有，但它与流程管理不同，不可混为一谈。输血科的流程管理就是以时间为主线，把一件完整的事情从头到尾衔接起来，告诉工作人员，这项工作是怎么开始、怎么进行、怎么结束、执行过程中要达到什么标准和效果。

流程管理是从宏观的角度看问题，而标准作业程序仅是针对某个具体工作细节做出的规定。流程管全面，标准作业程序管细节。就像是一条珍珠项链，流程就是以时间顺序做成的线，标准作业程序就是串在这条线上的一颗颗珍珠。从某种程度上讲，流程管理比标准作业程序更为重要，它是保障工作人员、输血患者安全的底线。

做好流程管理，首先要识别科室的关键工作流程。需要注意的是，并非所有工作流程都会对输血安全产生明显影响。在实施流程管理时，切忌无原则地泛化，貌似管理严格，实则没有重点，容易将人有限的精力分散，不仅使人身心俱疲，流程管理的目的也无法实现，反而会使人为差错层见错出。

输血科的关键工作流程是对输血安全带来严重后果的工作顺序、操作步骤及应达到的标准。相关研究显示，最常见的人为差错是标记错误、血液采集错误及发血错误。例如，血型鉴定流程首先是样本接收、核对、检测（包括疑难问题的分析、处理等）、结果判断、记录、复核、报告发放等一系列过程，每个过程以时间顺序串联起来就形成了完整的工作流程。应对输血科工作进行全面分析，找出关键流程，并加以管理。

关键流程包括质量管理与自查流程；样本接收、处理与销毁流程；血型检测流程；不规则抗体检测流程；交叉配血流程；待发血整理、收费、发血与单据整理流程；血液入库、检测、特配成分锁定流程等。

　　实现流程管理，不仅要识别关键流程，还要以文字或更直观的流程图（图1-1）的方式固定下来，形成文件，并在实际工作中认真执行。

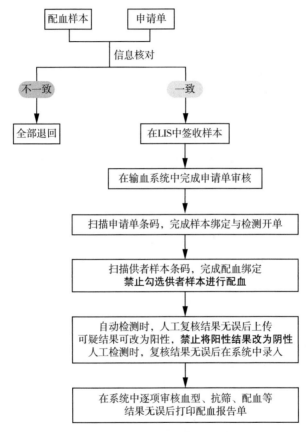

图1-1　工作流程示意图（以交叉配血为例）

三、信息与检测自动化

（一）目的

人工检测过程中出现的差错主要表现在两个方面：操作错误及信息错误。前者主要有样本错误、漏加试剂、操作不当等，而信息错误多见于记录、录入环节。

尽量减少人工检测是避免人为差错最有效的办法，而实验室自动化恰恰能很好地摆脱这一困境。自动化可以在同一标准、流程下完成检测，不仅重复性好、稳定性高，避免人工操作中存在操作差错、判断差错、记录差错、录入差错等人为差错，而且还可以大大提高工作效率。

提倡自动化，可以把人从枯燥乏味的重复性简单劳动中解放出来，集中精力去判断自动化检测中的关键数据、结果是否正确，以及处理能够体现技术水平的疑难、复杂样本，才是技术人员应该做的事情。

（二）基本条件

对输血科而言，自动化主要包括两部分内容：信息自动化与检测自动化。实现自动化，至少要满足两个基本条件：配备自动化检测设备、能与检测设备实现信息双向传输的输血管理系统。按设备功能的不同，自动化检测设备可分为两类：样本处理系统及检测系统，两者配套组合可形成输血前检测流水线。

流水线的运行需要配有功能强大的输血管理系统，全过程无须人工干预，即可完成全部检测，并将数据自动传输至输血管理系统。自动化检测可实现数据自动采集、出错率低、耗时短、检测精度高、重复性好、全程零干预、节省人工。目前较为成熟的检测流水线是检验科生化免疫流水线，适用于输血科工作的流水线目前较少。

　　深圳市大多数医院都配有自动化检测设备，但输血管理系统水平参差不齐，有些还无法与设备互联，难以实现自动化。希望实现自动化检测的输血科在输血管理系统上进行改造升级，至少包括如下基本功能：样本与申请单的核对绑定、检测项目与检测设备的选择、检测指令与检测结果的双向传输、检测结果核对、报告打印、自动收费等基本功能。

■思考题

　　1.为什么要对关键试剂进行质检，关键试剂如何确定？
　　2.日常工作中使用质控品的目的与意义是什么？
　　3.自制质控品应符合哪些要求？
　　4.实现实验室检测信息自动化与检测自动化的基础是什么？

参 考 文 献

［1］李勇. 人ABO血型单克隆抗体试剂的特性及质量要求. 中国生物制品学杂志，1994，7（1）：47-49.

［2］孙彬裕，曲守方，于婷，等. 抗A抗B血型定型试剂（单克隆抗体）国家参考品的建立. 中国医药生物技术，2019，14（4）：369-372.

［3］张印则，徐华，周华友. 红细胞血型原理与检测策略. 3版. 北京：人民卫生出版社，2023：467-469.

［4］李璐，孙晓琳，魏俊杰，等. 自制输血相容性检测低值阳性质控品的方法学建立. 中国输血杂志，2024，37（4）：399-404.

［5］李璐，魏俊杰，孙晓琳，等. RhD抗原表达强度对输血相容性检测低值阳性质控品制备的影响. 中国输血杂志，2024，37（6）：690-693.

［6］中华人民共和国国家卫生健康委员会. 输血相容性检测标准，2022.

［7］中国输血协会临床输血管理学专业委员会. 输血相容性检测室内质量控制的失控判定与处理专家共识. 中国输血杂志，2020，33（1）：1-3.

［8］中华人民共和国国家卫生健康委员会. 临床检验定量测定室内质量控制，2018.

［9］中华人民共和国国家卫生健康委员会. 定性测定性能评价指南，2017.

［10］中国合格评定国家认可委员会. 实验室内部研制质量控制样品的指南（CNAS-GL05：2017），2017.

［11］中国合格评定国家认可委员会. 标准物品/标准样本的使用指南（CNAS-GL04：2017），2017.

［12］国家卫生健康委员会，国家中医药局，国家疾控局. 全国医疗服务项目技术规范（国卫财务发〔2023〕27号），2023.

［13］Vuk T，Barišić M，Očić T，et al. Error management in blood establishments：results of eight years of experience（2003-2010）at the Croatian Institute of Transfusion Medicine. Blood Transfus，2012，10（3）：311-320.

［14］Shi Y，Ye CJ，Wang HS，et al. The impact of a closed-loop electronic blood transfusion system on transfusion errors and staff time in a children's hospital. Transfus Clin Biol，2022，9（3）：250-252.

［15］Jindal A，Maini N. Six Sigma in blood transfusion services：A dream too big in a third world country?. Vox Sang，2022，227（11）：1271-1278.

第二章 血型检测

输血科最核心的业务工作是保障患者输血安全，技术手段主要有3个：血型检测、不规则抗体检测及交叉配血。血型检测是安全输血的基石，一切检测都从血型检测开始。

狭义上讲，输血前血型检测是根据《临床输血技术规范》对ABO血型及RhD抗原进行检测。实际工作中，仅进行ABO/RhD检测，即可满足多数患者对输血安全的需求。但当患者存在不规则抗体时，血型检测范围则需适当扩大。根据不规则抗体特异性，对患者及库存红细胞成分相应血型抗原进行检测。对患者相应抗原进行检测，是为了验证不规则抗体特异性鉴定结果的准确性，而对库存红细胞成分进行检测，则是为了挑选相应抗原阴性的红细胞成分，保障患者的输血安全。广义上讲，血型检测不仅是ABO/RhD的检测，还包括通过不规则抗体检测的迂回途径对临床意义显著的其他血型系统抗原进行检测。否则，不规则抗体检测只能流于形式，起不到该项检测的真正作用，与不做不规则抗体检测而直接盲配的方法毫无二致。

根据检测对象的不同，血型检测可分为血清学检测及基因检测。血清学检测的对象是红细胞抗原及血浆中抗体，基因检测的对象主要是DNA。血清学检测红细胞血型，所用工具以IgM型血型定型抗体为主，IgG型定型抗体较少。以前者为工具，对血型抗原进行检测的基本方法是直接凝集法，以后者为工具则是间接抗球蛋白法。

第一节 ABO血型检测

ABO血型检测是每位输血科工作人员必须掌握且最重要的一项基本实验技能，但在实际工作中，又是存在问题最多的一个薄弱环节，主要表现在以下几个方面：对ABO血型检测的底层逻辑认识不清；对标准操作缺乏了解；对结果判断标准一知半解；对疑难问题的处理没有清晰的思路及应对措施。究其根源，是没有建立起一套全面且完整的能够有效指导实际工作的理论体系，以及由此而来的检测策略。

一、ABO血型检测的底层逻辑

（一）Landsteiner规则

Landsteiner规则是ABO血型检测与结果判断的基础，绝大多数样本依此规则，可以轻松地获得准确结果。但有些样本的检测，套用此规则却无法得出准确结果，比如存在弱凝集的样本、已产生ABO血型系统不规则抗体的样本、正反定型不符的样本等，于是出现了许多所谓的"疑难血型"，给无数输血科工作人员带来困惑。

在理论指导实践的过程中，若总是遇到各种各样的例外情况，这一理论必定存在缺陷。实际上，Landsteiner规则存在推理漏洞。该规则的产生，是前辈们通过抽样观察，经过不完全归纳推理得出的一条经验性结论，在逻辑学中这是一种尚存疑问的推理。推论的准确性，取决于抽样的质与量是否能够代表整体特征。从Landsteiner规则的内容来看，得出这一结论所抽取的样本是常见的正常表现型（野生型）个体，而弱表现型（生理、疾病、药物、遗传与变异等多种因素引起的弱表达）、存在ABO血型系统不规则抗体等个体并不在抽样范围内。Landsteiner规则在抽样的质上存在遗漏，不能代表整体特征，所以在指导实践中难免出现偏差，是产生"疑难血型"的根本原因。

理论如何与实践完美契合，需从以下几个方面入手。了解ABO血型研究、检测的发展历史；各种名词、术语、规则产生的研究背景；关键技术的发展史（在ABO血型检测中主要涉及人源抗体检测技术、单克隆抗体检测技术、分子生物学检测技术）；以及在技术革新的背景下，重新审视以往研究成果的逻辑分析能力。

完善尚存缺陷的理论，应从"第一性原理"出发，回归事物的本源，找出其底层逻辑，分析成功经验，重新提炼出能够解决新问题、新情况的方法论。具体到ABO血型检测，就是要在前人研究发现的基础上，从前辈们未观察到的新情况中提炼出新的规律，补充完善现有理论，提高其普适性，解决临床实践中遇到的各种疑难问题。

1. Landsteiner规则的产生及其本义

（1）Landsteiner规则的产生：1900年，Landsteiner采集自己和几位同事的血液样本，采用"棋盘法"分别将这些样本的红细胞与血清交叉混合，有些出现了凝集，而另一些却不凝集。由此发现了ABO血型系统，并将这一伟大发现发表于*Zentralbl Bakteriol*（图2-1）。但样本例数太少，只发现了A、B、O型，当时Landsteiner称其为A、B、C型。两年后，von Decastello和Stürli将样本数增至155例时又发现了AB型。在此基础上，总结出了Landsteiner规则。

（2）Landsteiner规则的本义：Landsteiner规则是指A型个体红细胞表达A抗原，血浆中存在抗B，但无抗A；B型个体红细胞表达B抗原，血浆中存在抗A，但无抗B；O型个体红细胞既不表达A抗原，也不表达B抗原，但血浆中存在抗A与抗B；而AB型个体红细胞同时表达A、B抗原，但血浆中无抗A与抗B

```
Tabelle III, betreffend das Blut von fünf Puerperae und
sechs Placenten (Nabelschnurblut).
           Sera
Lust. . . . . .      +    +    −    −    −    +
Tomsch. . . . . .    −    −    +    −    −    −
Mittelb. . . . . .   −    −    +    −    −    −
Seil. . . . . .      −    −    +    −    −    −
Linsm. . . . . .     +    +    +    −    −    +

Blutkörperchen von:  Trautm.  Linsm.  Seil.  Freib.  Graupn.  Mittelb.
```

图 2-1　1900 年 Landsteiner 发表于 *Zentralbl Bakteriol* 上的原始数据

（表 2-1）。

表 2-1　Landsteiner 规则描述的抗原型与抗体型之间的对应关系

红细胞抗原型	血浆抗体型	
	有	无
A	抗 B	抗 A
B	抗 A	抗 B
O	抗 A、抗 B	/
AB	/	抗 A、抗 B

　　Landsteiner 规则所描述的是红细胞抗原型与血浆抗体型之间的对应关系，除此之外，再无其他，这就是它的本义。

　　2. 由 Landsteiner 规则引申出的概念　规则抗体与不规则抗体是从 Landsteiner 规则中引申出的两个极为重要的概念，可以说对这两个概念的理解才是 ABO 血型检测的基石。

　　（1）规则抗体：按照《法医学辞典》给出的定义，符合 Landsteiner 规则所描述的抗原型与抗体型对应关系的抗体即为规则抗体，确切而完备的对应关系可见表 2-1。

　　需要注意的是，Landsteiner 规则的核心是抗原型与抗体型之间的对应关系，而对抗体的性质并无限定，无论抗体是 IgM 型还是IgG型，只要符合Landsteiner规则的对应关系就是规则抗体。

与此相关的一个概念也需澄清，即ABO血型抗体的分类。按不同的分类原则，血型抗体可分为不同类型。比如，按特异性分类，ABO血型抗体可分为抗A、抗B与抗A，B；按Landsteiner规则分类，可分为规则抗体与不规则抗体；按抗体性质分类，可分为IgM型与IgG型抗体，ABO血型抗体以IgM型为主，有免疫史的个体可产生以IgG1、IgG3为主的IgG型抗体。

另外，抗体盐水反应性更是一个常被误解的概念。抗体盐水反应性不能一刀切地理解为：IgM型抗体可以在盐水介质中与表达相应抗原的红细胞发生肉眼可见的凝集反应，而IgG型抗体则只能致敏红细胞而不能产生凝集反应。虽然绝大多数IgG型抗体不具备盐水反应性，但不能推而广之，将其绝对化，认为只要是IgG型抗体就绝对不会在盐水介质中发生肉眼可见的凝集反应。实际上，抗体的盐水反应性与抗体性质、种类、效价等因素有关。不仅仅是IgM型抗体才具有盐水反应性，部分IgG型抗体同样具有。比如，ABO血型系统不规则抗体、抗S，高效价抗D等，都可以在盐水介质中与表达相应抗原的红细胞结合，并呈现出肉眼可见的凝集现象。

（2）不规则抗体

1）流行的错误概念：现在市售书籍、文献，甚至一些标准、规范等引用的不规则抗体定义仍是近百年前的原始定义：抗A、抗B之外的红细胞血型抗体称为不规则抗体，也称意外抗体、额外抗体。

不规则抗体的原始定义并不正确，与实际情况存在偏差。理解这一问题，需厘清偏差产生的来龙去脉。

2）历史背景与偏差的产生：1900年，Landsteiner发现ABO血型后，并不是人们想象的那样，立刻引起轰动，并广泛地用于临床实践。实际上，当时人们并没有认识到这一伟大发现的价值，更没有引起广泛关注，甚至没多少人知道。这与当时的社会、技术背景有关。20世纪初，信息传播的速度与今天不可同日而语，虽然Landsteiner把他的研究成果发表在杂志上，但受众毕竟太少。而且在当时，医生并不喜欢输血。因为没有抗凝技术，血液一离开人体马上就会凝固，完成一例输血治疗，需要多人参与，不仅设备昂贵而且要在极短的时间内完成。

信息传播速度、技术条件、医生偏好等因素，大大限制了ABO血型检测在临床上大范围推广。血型研究仅停留在实验室阶段，观察的样本例数非常少，比如，观察到AB型时，已是Landsteiner发现ABO血型2年之后的事，而且样本例数也仅仅是增加到155例，并且还都是野生型。归纳出Landsteiner规则时，表现频率极低的弱表现型（亚型），比如在我国无偿献血人群中ABO亚型的表现频率仅为0.2‰ ～ 0.5‰，以及产生ABO血型系统不规则抗体的现象均因抽样偏差而没有观察到。由此导致一个影响后世的结果，并不完备的Landsteiner规则仅适用于野生型个体血型判断，而对于弱表型及产生了同种抗体的样本并不适用，这些样本统统变成了"疑难样本"。由Landsteiner规则衍生出的不规则抗体的概念，也因同样的原因而出现偏差。

3）Landsteiner对亚型的解释：亚型的概念于1911年由von Dungern和Hirszfield首次提出。检测中他们发现，有些个体红细胞与人源抗A仅呈非常弱的凝集，故而提出了A亚型的概念。随后许多学者跟进这一发现，从血清学、遗传学等方面提出了许多理论上的假设。

面对这种现象，Landsteiner和Levine在总结了多位学者的研究结果后，通过逻辑分析，于1930年提出了一个能完美自洽的假设，其要旨主要有以下：

A型可分为A_1和A_2两个主要亚型。A_1型个体红细胞表达A和A_1抗原，A_2型个体红细胞只表达A抗原；B型个体血浆中的抗A（统称）也可相应地分为两类：抗A和抗A_1，A_1亚型红细胞可与抗A和抗A_1反应，A_2亚型红细胞只与抗A反应而不与抗A_1反应。

之所以将其视作假设，是因为受当时技术限制，并不能证明的确存在亚型个体所表达的A和A_1抗原。这个问题的证明，是Landsteiner提出这个假设几十年之后的事。而且依靠当时的技术条件，也无法提供抗A和抗A_1的实物。以上内容仅是在理论上能够自圆其说的假设，重要的是，我们必须厘清其中的逻辑关系，否则会对不规则抗体概念的理解带来极大的阻碍。

第一：以Landsteiner的视角，A型包括各种亚型。也就是说，A型是个统称。同理，我们可以拓展出B型也是一个统称，包括所有的B亚型。

第二：B型个体血浆中的抗A与抗A_1是人为划分的结果。

第三：B型个体产生的抗A同样也是一个统称，包括了抗A与抗A_1。

在字面上，这个统称的抗A，与只同A_2亚型红细胞发生反应而特指的抗A无法区分。只有结合上下文给出的语境，才能分辨出这个抗A究竟指的是统称的抗A，还是特指与A_2细胞发生反应的抗A。由此带来一个后果，名词的字面形式相同，但含义不同，易引起歧义，导致理解上的偏差，把一件事说成了另一件事。许多牵强附会的解释，均由此而来。

4）Coombs的发明与不规则抗体概念的产生：虽然血型的实际应用尚未普及，但血型研究并未止步。Landsteiner与他人合作，于1925年、1940年先后发现了MNS及Rh血型系统。

1945年，Coombs发明了可以检出IgG型抗体的IAT法，抗D是第一个使用Coombs试验在临床样本中发现的不规则抗体，并将这一发现刊登于《英国实验病理学杂志》。对照Landsteiner规则可以发现，ABO血型抗原型与抗体型之间的对应关系中根本就没有抗D，它不是ABO血型系统该有的抗体，更谈不上符合Landsteiner规则。这个冷不丁冒出来的抗D，实在是太出人意料了，理所当然而又恰如其分地称之为意外抗体、额外抗体、不规则抗体。定义也就顺理成章地成为"抗A、抗B之外的红细胞血型抗体"。

这一定义是通过对检测样本的观察得出的经验性结论，在逻辑上属于归纳推理，衡量其准确与否最好的办法就是看有无反例。现在我们知道，A_2亚型个体通过免疫途径可以产生同种抗A_1。对照Landsteiner规则可以发现，A_2亚型产生的抗A_1不符合"A型个体血浆中只有抗B，而没有抗A"的对应关系（表2-1）。很明显，这个抗A_1不是规则抗体，逻辑上应称其为不规则抗体。但依照原始定义"抗A、抗B之外的红细胞血型抗体称为不规则抗体"，所以以A_2型个体产生的抗A_1不应当是不规则抗体，逻辑上应是规则抗体，显然又与Landsteiner规则产生了冲突。

Landsteiner规则与不规则抗体定义之间存在矛盾的情况，若肯定Landsteiner规则的正确性，就要否定不规则抗体定义的正确性，反之亦然。矛盾的产生是由观察对象未能代表整体特征，经不完全归纳推理后得出了相互矛盾的结论，在逻辑学中称为急躁概括。

5）不规则抗体概念的修正：流行的错误概念遇到反例无法自洽时，需要做的就是对原有结论进行修正，以达到普适的目的。以Landsteiner规则为弭平矛盾的出发点，可对不规则抗体进行如下定义：不符合Landsteiner规则描述的抗原型与抗体型对应关系的血型抗体即为不规则抗体，包括ABO亚型个体产生的同种抗体及ABO血型系统之外的其他血型系统的血型抗体。前者是不规则抗体的内涵，后者是其外延。

简单地讲，按照Landsteiner规则所描述的对应关系，血浆中出现了不该出现的红细胞血型抗体，那它就是不规则抗体（笔者注：不规则抗体范围的界定应有明确的边界，仅限于通过免疫途径产生的具有红细胞抗原特异性的血型抗体。不应将此概念泛化，将由疾病或用药产生的自身抗体，以及出于治疗目的而输注的单克隆抗体药物等也视为不规则抗体。明确的边界介定，对于理解、掌握由此概念衍化出的疑难问题分析思路、相应的实验验证方法、干扰因素的排除方法等极为重要）。比如，在A亚型个体血浆中发现了抗A_1，显然不符合Landsteiner规则描述的A

型个体血浆中存在抗B但无抗A这一"规律",所以发现的这个抗A_1就是不规则抗体。A型个体血浆中检出了抗D、抗E、抗e、抗C、抗c、抗M、抗Fy^a、抗Le^a、抗Di^a等血型抗体,很明显这些抗体都不符合Landsteiner规则描述的对应关系,所以它们统统都是不规则抗体。

在不规则抗体定义中,常会看到这样一句话"不规则抗体常见于ABO以外的血型系统"。这是以临床观察为基础,以概率计算为依据而得出的一种现象描述。此描述本身没有什么问题,的确是临床观察中普遍存在的一种现象。但一定要知道,ABO血型系统本身同样存在不规则抗体,为与其他血型系统不规则抗体相区别,可称之为ABO血型系统不规则抗体。

准确理解不规则抗体的概念,对ABO血型检测的结果判断、报告发放都非常重要。ABO血型检测不仅要准确定型,还要发现ABO血型系统的不规则抗体。在此对Landsteiner规则可进行如下总结。

① Landsteiner规则描述的是ABO血型抗原型与抗体型之间的对应关系,而与抗体性质(IgM型或IgG型)无关;② 符合Landsteiner规则描述的对应关系的血型抗体就是规则抗体;③ 不符合Landsteiner规则描述的对应关系的血型抗体就是不规则抗体;④ Landsteiner规则适用范围仅限于ABO血型系统;⑤ ABO血型系统同样存在不规则抗体,但其他血型系统的不规则抗体在临床实践中更为常见。

3. Landsteiner规则与检测格局的设置 传统Landsteiner规则是ABO血型检测的理论基础,并由此衍化出实验操作的具体方法与要求。

(1)实验的组成:对照Landsteiner规则,可以看出ABO血型检测包括两个实验:抗原型检测(正定型)与抗体型检测(反定型)(图2-2)。

抗原型检测对象是红细胞,要回答的问题是红细胞上有何种抗原。抗体型检测对象是血浆,要回答的问题是血浆中有何种抗体。两者的检测结果应相互印证，观察其是否符合Landsteiner规则所描述的对应关系，即正反定型是否相符。

（2）实验结果准确性判断：ABO血型检测结果以凝集反应的方式呈现出来，那么这个凝集是由特异性的抗原、抗体反应引起的真凝集，还是由干扰物质引起的假凝集？如果是前者，实验结果可信；如果是后者，实验结果就不可信。判断凝集的真与假，需要通过设置内对照来解决。

在ABO血型检测中，内对照以指示细胞的形式体现。ABO血型检测由正定型和反定型两个实验组成，所以要分别设置各自的指示细胞，用以判断实验结果是否准确、可信（图2-2）。

指示正定型结果是否准确的细胞是自身对照（自身红细胞生理盐水悬液。操作时只加入自身红细胞悬液即可，无须再加入自身血浆。因为在A、B抗原检测的反应体系中没有加入自身血浆成分，指示细胞的反应体系组成成分应与检测体系保持一致）。指示反定型结果是否准确的细胞是O细胞（多人份O型红细胞生理盐水悬液）。

指示细胞不凝集，意味着呈凝集反应的检测结果是由特异性的抗原、抗体反应引起的，是真凝集，结果可信。否则结果不可信，呈凝集反应的检测结果很可能是由干扰物质引起。由此可见，指示细胞不凝集是判断ABO血型检测结果是否准确的前提条件。

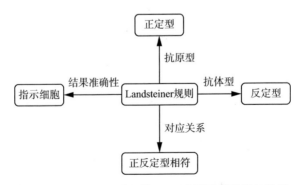

图2-2 Landsteiner规则与ABO血型检测格局的设置

判断结果时，首先要做的不是匆匆忙忙地去看正定型是什么结果，反定型是什么结果，而是要先观察是否满足判读结果的前提条件：指示细胞均无凝集。指示细胞凝集，意味着正定型或反定型呈凝集反应的实验结果受到干扰物质的影响，实验结果不可信。此时，没有必要去判读实验结果，而是应先去除干扰，然后用处理后的样本重新进行检测。

干扰物质是指引起指示细胞凝集的物质，临床最常见的干扰物质是样本血浆蛋白异常、药物、自身抗体、冷抗体、不规则抗体等。在血型检测中，没必要区分究竟是什么物质导致的指示细胞凝集，将其笼统地归为干扰物质引起就足够了。这样可使我们心无旁骛，把精力集中于一点：去除干扰物质，得到准确的鉴定结果。按此思路，不仅可以降低分析问题的难度，采用最简单、最直接的方法排除干扰，而且易于掌握，实用性强。

1）正定型指示细胞的作用及凝集处理

①自身对照的作用：正定型的目的是检出红细胞抗原，检测工具是ABO血型定型抗体，即IgM型抗A与抗B。检测结果是否准确可信，要通过自身对照红细胞来反映。所以正定型的标准检测格局应包括抗A、抗B、自身对照（表2-2）。

表2-2　正定型检测格局设置

抗A	抗B	自身对照

假如不设置自身对照，会发生什么情况呢？比如，某样本呈表2-3所示反应格局，可以理所当然地判断为AB型。

表2-3　某样本无自身对照时的正定型反应格局

抗A	抗B	血型
＋＋＋＋	＋＋＋＋	AB

但实际情况真的如此吗?增加自身对照后呈表2-4所示反应格局:

表2-4 某样本有自身对照时的正定型反应格局

抗A	抗B	自身对照	血型
++++	++++	++++	AB?

此时,还能笃定样本正定型就是AB型吗?显然不能,抗A、抗B的强凝集,可能是因红细胞表达A、B抗原而引起的特异性凝集反应,也可能是因自身红细胞强凝集而表现出的假象。

由此可以看出,自身对照起到了判断正定型凝集反应结果是否准确、可信的指示作用,是正定型检测中不可或缺的质控细胞。

②自身对照凝集处理方法:自身对照凝集意味着样本红细胞表面存在干扰物质,引起了红细胞的自凝集。无论是何种原因引起的自身对照红细胞凝集,对于技术人员而言都没必要打破砂锅问到底。

只要知道一点足矣:红细胞沾染上了干扰物质,变"脏"了,所以凝集了。

要做的事只有一件:去除红细胞沾染的干扰物质,让它变"干净"。

技术方法很简单,只有两种:温盐水洗涤、热放散。

A.温盐水洗涤:使用37～42℃温盐水,洗涤样本红细胞3～5次。再将洗涤后的红细胞配成2%～5%生理盐水悬液,取1滴离心(1000×g,离心15s),观察有无凝集。

若无凝集,说明干扰物质已去除,可以用洗涤后的红细胞重新进行正定型检测。

若仍有凝集，说明红细胞没洗干净。此时无须再洗，改用热放散法处理。

B.热放散：按以下步骤对红细胞进行热放散处理。

取适量全血，加至洁净试管中。用生理盐水洗3次，去除血浆。

在压积红细胞中，加入2倍体积以上的生理盐水，混匀。56℃孵育10min，其间不断混匀。

1000×g，离心3min。弃去上清液，使用温盐水洗涤红细胞1次，配成2%～5%生理盐水悬液，取1滴离心（1000×g，离心15s），观察有无凝集。

若无凝集，说明干扰物质已去除，可以用放散后的红细胞重新进行正定型检测。

若仍有凝集，说明结合于红细胞的干扰物质尚未放散干净。可对此红细胞再次进行放散处理。

2）反定型指示细胞的作用及凝集处理

①O细胞的作用：反定型的目的是检出血浆抗体型，检测工具是ABO血型反定型红细胞试剂，即A细胞与B细胞。检测结果是否准确可信，要通过内对照（O细胞）来反映。所以反定型的标准检测格局应包括A细胞、B细胞及O细胞（表2-5）。

表2-5 反定型检测格局设置

A细胞	B细胞	O细胞

假如不使用O细胞，又会发生什么情况呢？如表2-6所示，这样的检测结果一定会判断为O型。

表2-6 不使用O细胞的反定型检测结果

A细胞	B细胞	血型
＋＋＋＋	＋＋＋＋	O

但增加了O细胞（表2-7），又可能会出现什么变化呢？

表2-7　使用O细胞的反定型检测结果

A细胞	B细胞	O细胞	血型
＋＋＋＋	＋＋＋＋	＋＋＋＋	O?

很显然，此时反定型不能判断为O型，A细胞与B细胞的强凝集，可能是因血浆中存在抗A、抗B引起的特异性强凝集，也可能是由引起O细胞凝集的干扰物质而导致的凝集，如血浆蛋白异常、药物、自身抗体、冷抗体、不规则抗体等引起的O细胞凝集。所以O细胞在反定型中起到了判断反定型凝集反应结果是否准确、可信的指示作用，是反定型检测中绝对不能省略的质控细胞。

②O细胞凝集处理方法：当样本血浆中存在干扰物质，或样本为孟买型时，可引起O型试剂红细胞发生凝集。遇到O细胞凝集时，首先要做的是鉴别凝集是由孟买型引起的，还是由干扰物质引起。若由孟买型引起，可直接发出检测报告；若由干扰物质引起，接下来要做的就是对血浆进行处理，去除其中的干扰物质，然后使用处理后的血浆再进行反定型检测。

A.孟买型鉴别：孟买型个体红细胞不表达H、A、B抗原，所以血浆中含有高效价抗H、抗A、抗B。进行ABO血型鉴定时，若不使用O细胞，孟买型将会错误地判断为O型。使用O细胞后，孟买型会呈现出表2-8所示的反应格局。

表2-8　孟买型特征性反应格局

正定型			反定型			血型
抗A	抗B	自身对照	A₁细胞	B细胞	O细胞	
－	－	－	＋	＋	＋	O型?孟买型?

此时，仍无法判断样本是否为孟买型。因为仅靠此反应格局是无法分辨O细胞凝集究竟是干扰物质引起，还是孟买型产生的抗H引起，所以应先对其进行鉴别。方法非常简单，使用抗H定型抗体试剂，对样本红细胞进行检测，具体操作如下：

在洁净试管中加入1滴3%红细胞生理盐水悬液，及1滴抗H；

1000×g，离心15s，观察凝集情况。

若呈阴性反应则为孟买型，O细胞凝集是由孟买型产生的高效价抗H引起。否则样本为非孟买型，O细胞凝集由干扰物质引起。

孟买型在中国汉族人群中罕见，但临床检测时切不可忽视孟买型的鉴定！

B.干扰物质去除：当O细胞凝集判断为由干扰物质引起后，需要做的只有一件事：采用吸收法去除血浆中的干扰物质，具体操作如下。

取3人份O型全血，分别加至3支洁净试管中，每支加入1ml。

加入大量生理盐水，洗涤3次（1000×g，离心1min）。最后1次洗涤后，使用滴管尽量去除上清液，并用窄条吸水纸沿试管壁吸去压积红细胞上层残余液体。

将3支洗涤后的O型压积红细胞合并至1管，加入样本血浆1ml，4℃孵育1h，其间不断混匀。

取出后，离心（1000×g，离心1min），将血浆转移至另一洁净试管中，即为处理后血浆。

另取一支洁净试管，加入1滴O型试剂红细胞，2滴处理后血浆，离心（1000×g，离心15s），观察结果。

若呈阴性反应，则可使用处理后血浆重新进行反定型检测。若呈阳性反应，应再次对处理后血浆进行吸收处理。

需要注意的是，使用吸收后血浆进行反定型检测时，凝集强度可能会有所下降。判断结果时，后文讲到的弱凝集不再适用，以正、反定型是否一致作为判断ABO血型最终结果的依据。

C.吸收法的优势：吸收法不仅操作简单，极易上手，而且可去除目前临床已发现的所有影响反定型检测的干扰物质，比如异常的血浆蛋白、药物、冷抗体、自身抗体、单克隆抗体药物、不规则抗体等，可完全满足临床对血型检测准确性的要求。

细心的读者会发现，在我们的讲授中，从未谈及对血浆中干扰物质进行鉴别，更未涉及不规则抗体的筛查与特异性鉴定。这是本文刻意回避，也是希望读者能够掌握并遵循的原则：将所有干扰因素（血浆蛋白异常、药物、自身抗体、冷抗体、不规则抗体等）统统视为干扰物质，不做区分，只用最简单、最易掌握的吸收法作为基本方法，用来去除血浆中影响反定型检测的干扰物质，从而获得仅用于ABO血型反定型检测的干净的血浆。

真正理解这一原则，还要回到输血科实验方法选择的宗旨上来：临床样本的ABO血型鉴定必须满足时效性要求，做到"快且准"。这就要求临床实验室所选用的方法一定要简单、快速，并且能直接给出准确答案，达不到这一要求的实验方法在临床实际工作中都应摒弃。这样才能在繁忙的日常工作中，将精力集中在血型鉴定应该做的实验上，花最短的时间、最经济的费效比，得到最准确的检测结果。这就需要工作人员清楚地认识到，在ABO血型鉴定中，什么是应该做的实验，什么是不应该做的实验。

临床上处理疑难样本时，应该做的实验只有两类：排除干扰物质的实验、抗原确认的实验。排除干扰物质的实验包括针对自身对照红细胞凝集的洗涤或放散法，以及针对O细胞凝集的血浆吸收法。抗原确认的实验包括针对漏检抗原确认的更换试剂、4℃低温孵育法及吸收放散法（后文详述）。除此之外，再无其他实验。

不能以"快且准"为宗旨的实验方法，都是不该做的实验。比如，与血型检测没有直接关系，反而能放大检测难度的不规则抗体筛查及特异性鉴定等实验，以及不能直接给出答案的辅助性实验。

有些工作人员在检测 ABO 血型时，一遇到 O 细胞凝集，第一反应就是样本中有不规则抗体，然后开始一系列检测。这是脱离临床实际的错误认识，是应摒弃的观念。首先，临床患者样本干扰血型检测最常见的因素是血浆蛋白异常、药物、自身抗体、冷抗体等，不规则抗体少见。其次，血型检测与不规则抗体检测所要回答的问题、目的完全不同。前者要回答的是样本 ABO 血型是什么，目的是确定血型。后者要回答的是通过不规则抗体检测途径，发现 ABO 血型系统之外的血型抗原是否相合，目的是筛选相应抗原阴性的红细胞成分。实际工作中，切勿打破界限，将两者混为一谈。否则在进行 ABO 血型鉴定时，就会出现思路不清、应对失当的情况。

在进行 ABO 血型鉴定时，常用的辅助实验有以下几个：使用抗 H 观察样本红细胞凝集强度的强弱来判断是否为亚型、效价检测、唾液中血型物质的检测等。这些实验无论做得多么完美，也无法回答样本究竟是什么血型。并不是这些方法本身有问题，而是选用的时机不对，违背了"快且准"的临床时效性要求，故而不宜选用。

与吸收法相比，冷抗体及高免疫球蛋白引起的反定型干扰可以用更简单、更快速的方法来排除，但前提是必须有过硬的区分红细胞凝集镜下形态差异的基本功。假如一时半刻还无法练好这一基本功，可暂时放下，选用吸收法处理日常标本即可。

基本功还是要练习并掌握的。当谈到基本功训练时，一定要掌握一个一以贯之的训练原则：要想轻易地认出什么是异常结果，必须先认识什么是正常结果。具体到红细胞凝集镜下形态的训练，首先要观察并牢记正常的特异性凝集形态是什么：用力摇散凝块，在视野边缘处观察细小凝块，并不断调节显微镜微调旋钮，仔细观察凝块边缘及透光性特点。通过反复练习，才能在脑海中印下正常凝集的形态特征：边缘不规整，没有透光性。在此基础上，再来训练非特异性凝集的镜下形态。

冷凝集由冷抗体引起，镜下形态典型特征是形似"糖葫芦"的串状（缗钱状），边缘规整。不过冷抗体效价高时，镜下形态不典型，可形成边缘不规整的凝块，极易与正常凝集混淆。在视野中心区域不易观察到红细胞串状排列结构，移到视野边缘处，观察细小凝块时易见特征性结构（图2-3）。

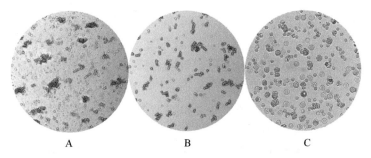

图2-3　冷凝集形成的缗钱状特征性结构

A.高效价冷抗体引起的凝集，边缘不规整，易与正常凝集混淆（×50）；B.中等效价冷抗体引起冷凝集（×50）；C.低效价冷抗体引起的冷凝集（×100）

高免疫球蛋白引起的非特异性凝集镜下特点是胶团状凝块、边缘规整、颜色均一、透光率均一。而高纤维蛋白引起的非特异性凝集镜下特点是呈条索状。只有掌握了以上凝集形态的镜下特征，才能有针对性地进行快速处置。

冷凝集的快速排除方法：镜下确认为冷凝集引起的干扰时，将试管放于37℃，15min。取出后，立即离心（1000×g，离心15s），观察结果。镜检时，应使用37℃预温的玻片。否则温度降低后，冷凝集现象将会再次出现。

高免疫球蛋白的快速排除方法：镜下确认为高免疫球蛋白引起的干扰时，将试管中的液体倒掉（要保留红细胞），加入2滴生理盐水，离心（1000×g，离心15s），观察结果，非特异性凝集应散开（图2-4）。

高纤维蛋白的排除方法是提高样本的离心力，延长离心时间，或使用非抗凝血样本（血清）进行检测。

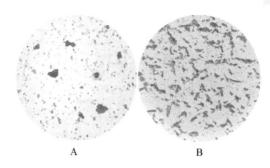

图2-4 高免疫球蛋白及高纤维蛋白引起的凝集

A.高免疫球蛋白引起的凝集镜下呈胶团状（×50）；B.高纤维蛋白引起的凝集镜下呈条索状（×50）

4. Landsteiner规则的适用性与局限性　排除干扰物质对血型检测结果的影响后，就可依据Landsteiner规则对实验结果进行判读了，但一定要知道这一规则存在局限性。

（1）Landsteiner规则的适用性：正如前文所述，Landsteiner规则是在观察野生型样本的反应特征后，总结出来的一条经验性结论。所以它的适用范围仅限于野生型样本的结果判断，其反应特征有两个显著特点：阳性反应结果为强凝集，且正、反定型相符。

1）强凝集：野生型抗原与血型定型抗体反应均呈强凝集（＋＋＋～＋＋＋＋），所以只有强凝集的实验结果才是符合Landsteiner规则要求的结果。

2）正、反定型相符：被检样本红细胞抗原型与血浆抗体型之间的对应关系，应符合Landsteiner规则的要求。只有正、反定型相符，才能准确判断样本血型。在人群中，绝大多数都是表达野生型抗原的个体，能够很好地与Landsteiner规则契合。

3）实验结果判读：根据Landsteiner规则，可形成表2-9所示的ABO血型检测结果判断方式。

表2-9　Landsteiner规则对野生型表现型ABO血型检测结果的判断方式

正定型			反定型			血型
抗A	抗B	自身对照	A₁细胞	B细胞	O细胞	
+	-	-	-	+	-	A
-	+	-	+	-	-	B
-	-	-	+	+	-	O
+	+	-	-	-	-	AB
-	-	-	+	+	+	孟买型？

注：＋.强凝集。-.无凝集。O细胞.O细胞发生凝集，需对凝集原因进行鉴别，区分凝集是由孟买型引起，还是由干扰物质引起。应使用抗H对样本红细胞进行检测，若呈阴性反应结果，则O细胞凝集由孟买型引起；若呈阳性反应结果，则O细胞凝集由干扰物质引起。

在判读结果时，《AABB技术手册》特别强调了阳性反应特征：ABO血型定型抗体与样本红细胞的凝集为强凝集（＋＋＋～＋＋＋＋），样本血浆与ABO反定型红细胞试剂反应时，通常反应性较弱，会出现弱凝集。这时应在室温下孵育5～15min，以增强弱反应。

（2）Landsteiner规则的局限性：强凝集与正、反定型相符是依据Landsteiner规则判断样本检测结果的两条基本原则，有违其中任何一条，意味着ABO血型检测结果存在问题，无法得出准确结果。

该如何处理才能得到准确的鉴定结果，仅依靠传统Landsteiner规则无法给出答案，于是"疑难血型"因此而生。实际上，这并不是什么所谓的"疑难血型"，之所以出现这种现象，归根结底是由Landsteiner规则的不完备引起。

5. Landsteiner规则的遗漏　在总结Landsteiner规则时，由于观察样本例数太少，仅观察到了人群中常见的野生型抗原型与抗体型之间的对应关系，而未观察到表现频率极低的弱表型抗原型与抗体型之间的对应关系。由于抽样偏差，导致Landsteiner规则并不完备，虽可准确判定野生型ABO血型（表2-9），但却不能精准判定弱表现型血型，于是在临床实践中出现了一系列的疑难血型，如表2-10所示情况。

表2-10　Landsteiner规则对弱表现型ABO血型结果的困惑（以$A_{弱}$为例）

正定型			反定型			血型
抗A	抗B	自身对照	A_1细胞	B细胞	O细胞	
-	-	-	-	+	-	?
$+^w$	-	-	-	+	-	?
-	-	-	$+^w\sim+$	+	-	?
$+^w$	-	-	$+^w\sim+$	+	-	?

注：$+^w$.凝集强度≤2+的弱凝集。-.阴性反应，无凝集。

（二）Landsteiner规则补遗

Landsteiner规则遗漏了对弱表现型个体反应特征的提炼与总结，我们要做的就是通过分析弱表现型的反应特征，抽取出一般性的规律，完善Landsteiner规则的内涵，提高其普适性，解决临床实践中遇到的所谓疑难血型问题。

弱表现型ABO血型检测最典型的反应特征是抗原型、抗体型凝集强度飘忽不定，正、反定型时而相符时而不相符。但仔细分析各种看似复杂的现象，仍能发现其中规律。掌握其中的规律，需把握这样一条主线：弱表现型个体抗原型检测结果的凝集强度与检测工具有关，可表现出从阴性到强阳性的不同凝集强度。而且弱表现型个体还会产生ABO血型系统不规则抗体，使抗体型的检测表现出有时符合Landsteiner规则而有时又不符合的两面性。下面就从正、反定型两方面入手，分析各种现象产生的前因后果，以及应对方法。

1.正定型 对弱表现型红细胞进行ABO抗原检测，呈现出的凝集强度与检测工具密切相关。使用人源抗体进行检测，可呈阴性或弱凝集（-～＋＋），而使用单克隆抗体却可呈现出从阴性到强凝集的任何凝集强度（-～＋＋＋＋）。

（1）人源抗体与正定型弱凝集：自1900年Landsteiner发现ABO血型以来，无数同道前辈进行了更为深入的研究与实践。他们使用的研究工具是多克隆的人源抗体。在这种研究背景下，发现弱表现型正定型检测结果常为弱凝集，甚至不凝集。

这一结论比较容易理解，所谓弱表现型就是红细胞表达的A、B抗原表位缺失或数量减少，与相应人源抗体反应而呈现出的凝集强度减弱，甚至不凝集（≤＋＋，包括阴性反应），减弱的程度与抗原表位缺失程度或抗原数量减少程度呈正相关。

（2）单克隆抗体与正定型任意凝集：当历史的车轮跨入20世纪70年代后，单克隆抗体问世了。凭借着超强的特异性与亲和力，在短短几年内迅速取代了人源抗体，并占领市场。目前，临床所用ABO血型定型抗体几乎都是单克隆抗体。

ABO血型单克隆抗体定型试剂是用来检测红细胞抗原型的试剂，对使用人源抗体得出的"弱表现型呈弱凝集反应"的结论产生了颠覆性影响：弱抗原不仅可呈弱凝集反应（-～＋＋），也可呈强凝集反应（＋＋＋～＋＋＋＋）。弄清其中道理，必须了解单克隆抗体的制备过程及其反应特点。

可以简单地理解为：通过淋巴细胞杂交瘤技术制备出的单克隆抗体只能识别抗原的某一表位，识别不同抗原表位的单克隆抗体用不同克隆株表示。当使用单克隆抗体检测弱表现型抗原时，就会出现天差地别的凝集现象。

阴性（-）：抗原缺失的表位恰好是单克隆抗体识别的表位，

或抗原数量减少到实验方法检出限之下。

弱凝集（≤＋＋）：抗原缺失部分单克隆抗体识别的表位，或抗原表达数量减少。

强凝集（＋＋＋～＋＋＋＋）：抗原缺失的表位恰恰不是单克隆抗体识别的表位。

由此可见，与多克隆人源抗体相比，单克隆抗体检测 $A_弱$ 或 $B_弱$ 抗原，其凝集强度更具多变性，也更具迷惑性。不仅可表现出与传统人源抗体检测弱表现型抗原所观察到的弱凝集或不凝集，还能观察到"不可思议"的强凝集，误导做出错误判断。如表2-11所示。

表2-11　单克隆定型抗体检测 $A_弱$ 样本结果

正定型			反定型			血型
抗A	抗B	自身对照	A_1细胞	B细胞	O细胞	
＋＋＋＋	-	-	＋＋	＋＋＋＋	-	$A_弱$?

这是日常工作中遇到的一例正、反定型不符的样本检测结果。这个结果有问题吗？该怎么报呢？是报A型伴抗A吗？当解释这个结果是由 $A_弱$ 引起时，检测人员实在难以置信，这明明就是强凝集，怎么可能是弱抗原呢？为了验证这一解释，最简单的办法就是使用人源抗体进行检测，重现其本来面目，结果如表2-12所示。

表2-12　人源定型抗体检测 $A_弱$ 样本结果（室温）

正定型			反定型			血型
抗A	抗B	自身对照	A_1细胞	B细胞	O细胞	
-	-	-	＋＋	＋＋＋＋	-	O?

样本血型正定型又从 A 型魔幻般地变为 O 型，而且正、反定型还相符。如果不考虑首次检测结果，仅看此次反应格局，能报 O 型吗？显然不行，因为阳性反应中存在弱凝集。合理的假设是样本表达 A$_{弱}$抗原，并已产生同种抗 A，但在检测中 A$_{弱}$抗原漏检，导致正反定型假相符。为验证这一假设，使用灵敏度高的 4℃低温孵育法再行检测，结果见表 2-13，最终判定为 A$_{弱}$伴抗 A。

表 2-13 人源定型抗体检测 A$_{弱}$样本结果（4℃低温孵育法）

正定型			反定型			血型
抗 A	抗 B	自身对照	A$_1$细胞	B 细胞	O 细胞	
++	-	-	++	++++	-	A$_{弱}$，伴抗 A

回顾历史，分析当下，目的是使读者建立以下基本认知。

1）使用人源抗体检测弱表现型抗原，可得出如下结论：弱表现型呈弱凝集反应（-～++）。弱凝集反应包括阴性反应，弱到极致即为无，阴性反应是弱凝集的极端表现形式。

2）使用人源抗体得出的结论并不适用于单克隆抗体。使用单克隆抗体检测弱表现型的反应结果可以是任何凝集形式，包括阴性反应、弱凝集反应及强凝集反应（-～++++）。

3）了解 ABO 血型系统不规则抗体产生的规律及其在反定型中的凝集表象（下文详述）。

4）血型检测的目的不仅要准确定型，还要检出 ABO 血型系统不规则抗体，并一同报告。

2.反定型　弱表现型个体血浆的抗体型同样遵守 Landsteiner 规则，存在相应的规则抗体。但不同的是，在免疫刺激下弱表现型个体可产生 ABO 血型系统不规则抗体，导致的后果就是规则抗体与不规则抗体并存，如表 2-14 所示。

表2-14　弱表现型样本的抗体型

血型	抗体型	
	规则抗体	可能存在的不规则抗体
$A_{弱}$	抗B	抗A
$B_{弱}$	抗A	抗B
$A_{弱}B$	/	抗A
$AB_{弱}$	/	抗B
$A_{弱}B_{弱}$	/	抗A，抗B

　　ABO血型系统不规则抗体引起的反定型红细胞凝集强度同样飘忽不定，变化多端，可表现为阴性、弱凝集及强凝集。听上去似乎难以置信，但掌握了ABO血型系统不规则抗体产生的一般规律后，就会发现不规则抗体引起的反定型多变的凝集强度是理所当然的事情。

　　ABO血型系统不规则抗体产生的一般规律是：抗原表位缺失的弱表现型个体可通过非免疫途径（如饮食）或免疫途径（如妊娠、输血等）接触到表达正常抗原表位的物质，从而刺激机体产生ABO血型系统不规则抗体。抗原表位缺失的越多，产生的不规则抗体所识别的正常抗原表位也就越多，反定型时与相应细胞试剂所呈现出的凝集强度也就越强。

　　需要注意的是，并非所有弱表现型个体都会产生ABO血型系统不规则抗体，是否产生与抗原表位缺乏程度、血型抗原物质的刺激强度等因素有关。有研究表明，1%～2%的A_2型个体输入正常A型红细胞后可产生抗A_1，而A_2B型个体约25%可产生抗A_1。

　　总之，弱表现型个体未产生ABO血型系统不规则抗体时，与相应反定型细胞呈阴性反应；抗原表位缺失较少的弱表现型个体，产生不规则抗体后，与相应反定型细胞呈弱凝集反应

（±～＋＋）；抗原表位缺失较多的弱表现型个体，产生不规则抗体后，与相应反定型细胞则呈强凝集反应（＋＋＋～＋＋＋＋）。下面的几个实例，可从直观的感性认识来巩固以上所讲的理论知识。

情况1：弱抗原检出，且未产生不规则抗体，如表2-15所示。

表2-15　弱抗原检出且未产生不规则抗体时的反应格局

正定型			反定型			血型
抗A	抗B	自身对照	A₁细胞	B细胞	O细胞	
±～++	-	-	-	++++	-	A弱
-	±～++	-	++++	-	-	B弱

表2-15所示例子是临床较为常见的情况，弱抗原已检出，且未产生不规则抗体，所以正、反定型相符。

情况2：弱抗原检出，但已产生不规则抗体，如表2-16所示。

表2-16　弱抗原检出但已产生不规则抗体时的反应格局

正定型			反定型			血型
抗A	抗B	自身对照	A₁细胞	B细胞	O细胞	
±～++	-	-	±～++	++++	-	A弱，伴抗A
-	±～++	-	4+	±～++	-	B弱，伴抗B

表2-16所示在临床也较为常见，弱抗原已检出，但存在不

规则抗体，所以导致正、反定型不相符。

情况3：弱抗原漏检，且未产生不规则抗体，如表2-17所示。

表2-17　弱抗原漏检且未产生不规则抗体时的反应格局

正定型			反定型			血型
抗A	抗B	自身对照	A_1细胞	B细胞	O细胞	
-	-	-	-	++++	-	A$_弱$?
-	-	-	++++	-	-	B$_弱$?

表2-17所示，弱抗原漏检，而且未产生不规则抗体，将导致正、反定型不相符。

情况4：弱抗原漏检，但已产生不规则抗体，如表2-18所示。

表2-18　弱抗原漏检但已产生不规则抗体时的反应格局

正定型			反定型			血型
抗A	抗B	自身对照	A_1细胞	B细胞	O细胞	
-	-	-	++++	++++	-	O

表2-18所示在临床较为少见，弱抗原漏检，但存在高效价不规则抗体，导致正、反定型假相符。本例是实际工作中遇到的案例，表2-18是使用厂家1生产的血型试剂对样本进行初检时的反应格局，结果判定为O型。交叉配血时，使用厂家2生产的血型试剂进行复核时，结果却呈表2-19所示格局。

表2-19 复检结果格局

正定型			反定型			血型
抗A	抗B	自身对照	A₁细胞	B细胞	O细胞	
±	-	-	++++	++++	-	A弱，伴抗A

从本例中可以看出，使用一种试剂进行ABO血型检测，有可能导致血型误判，并且在没有任何线索提示的情况下，这种错误难以纠正。可见，仅做血型检测的样本，存在血型误判的风险。为保证患者输血安全，临床实验室至少应准备两种以上不同厂家生产的血型检测试剂，而且初检与复检应使用不同厂家的试剂。

3. Landsteiner规则与"疑难血型"的产生

（1）"疑难血型"的产生：弱表现型样本弱抗原是否检出，以及ABO血型系统不规则抗体是否检出，可以形成4种排列组合方式（图2-5），囊括了目前发现的所有"疑难血型"反应表象。

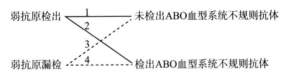

图2-5 弱抗原及ABO血型系统不规则抗体是否检出形成的4种排列组合

根据弱抗原是否检出，可将以上4种情况分为两类：弱抗原检出，弱抗原漏检。

1）弱抗原检出：根据反定型结果，又可将弱抗原检出的情况分为两种表现形式：未检出ABO血型系统不规则抗体（表2-20）和检出ABO血型系统不规则抗体（表2-21）。

表2-20 弱抗原检出但未检出ABO血型系统不规则抗体

正定型	反定型		正、反定型是否相符	结论
	规则抗体	不规则抗体		
$A_{弱}$	抗B	/	相符	$A_{弱}$
$B_{弱}$	抗A	/	相符	$B_{弱}$
$A_{弱}B$	/	/	相符	$A_{弱}B$
$AB_{弱}$	/	/	相符	$AB_{弱}$
$A_{弱}B_{弱}$	/	/	相符	$A_{弱}B_{弱}$

表2-21 同时检出弱抗原及ABO血型系统不规则抗体

正定型	反定型		正、反定型是否相符	结论
	规则抗体	不规则抗体		
$A_{弱}$	抗B	抗A	不符	$A_{弱}$，伴抗A
$B_{弱}$	抗A	抗B	不符	$B_{弱}$，伴抗B
$A_{弱}B$	/	抗A	不符	$A_{弱}B$，伴抗A
$AB_{弱}$	/	抗B	不符	$AB_{弱}$，伴抗B
$A_{弱}B_{弱}$	/	抗A，抗B	不符	$A_{弱}B_{弱}$，伴抗A、抗B

2）弱抗原漏检：根据反定型结果，又可将弱抗原漏检的情况分为两种表现形式：未检出ABO血型系统不规则抗体（表2-22）和检出ABO血型系统不规则抗体（表2-23）。

表2-22　弱抗原漏检且未检出ABO血型系统不规则抗体

正定型			反定型			正反型是否相符	结果	验证重点与方法
抗A	抗B	自身	Ac	Bc	Oc			
-	-	-	-	+	-	不符	A$_弱$?	抗原确认（更换试剂、4℃孵育、吸收放散）
-	-	-	+	-	-	不符	B$_弱$?	
-	+	-	-	-	-	不符	A$_弱$B?	
+	-	-	-	-	-	不符	AB$_弱$?	
						不符	A$_弱$B$_弱$?	

注：＋.凝集强度为＋＋＋～＋＋＋＋的强凝集。-.阴性反应，无凝集。

表2-23　弱抗原漏检但检出ABO血型系统不规则抗体

正定型			反定型			正、反型是否相符	结果	验证重点与方法
抗A	抗B	自身	Ac	Bc	Oc			
-	-	-	+^{w}	+	-	假相符	A$_弱$，伴抗A？	抗原确认（更换试剂、4℃孵育、吸收放散）
-	-	-	+	+^{w}	-	假相符	B$_弱$，伴抗B？	
-	+	-	+^{w}	-	-	假相符	A$_弱$B，伴抗A	
+	-	-	-	+^{w}	-	假相符	AB$_弱$，伴抗B	
-	-	-	+^{w}	+^{w}	-	假相符	A$_弱$B$_弱$，伴抗A、抗B	

注：＋.凝集强度为＋＋＋～＋＋＋＋的强凝集。＋^{w}.凝集强度≤＋＋的弱凝集。-.阴性反应，无凝集。

　　只看正定型检测结果，无法判断出抗原是否漏检，必须结合反定型结果方可进行推断。反定型中的弱凝集，以及正、反定型不相符是推断弱抗原漏检的重要线索。做出弱抗原漏检的推断后，验证的重点则是使用恰当的方法检出可能漏检的弱抗原。

　　临床常见的弱抗原漏检反应格局主要有以下两种（表2-24，

表2-25)。

表2-24 正、反定型相符但存在弱凝集

格局	抗-A	抗-B	自身对照	A₁细胞	B细胞	O细胞
格局1	-	-	-	≤++	≥+++	-
格局2	-	-	-	≥+++	≤++	-

分析思路：表2-24中，格局1与格局2正定型均为O型，反定型也是O型，正反定型相符。遇到这种反应格局，易误判为O型。实际上这很可能是一个错误的鉴定结果，因为反定型存在弱凝集。

根据ABO血型系统不规则抗体产生的规律可以得知，弱表现型可产生不规则抗体，当弱抗原漏检时可引起正、反定型假相符。多数ABO血型系统不规则抗体引起的凝集为弱凝集，所以反定型中出现弱凝集就成为推断弱抗原漏检的重要提示线索。格局1中，A₁细胞呈弱凝集，有可能由A弱表现型引起，但正定型未检出A抗原，所以很可能是弱抗原漏检造成的。同样的分析思路，可以推断出格局2很可能是B弱抗原漏检。此时，验证推论的重点应放在弱抗原的确认上。

表2-25 正、反定型不符（正定型少了应有的凝集）

格局	抗A	抗B	自身对照	A₁细胞	B细胞	O细胞
格局1	-	-	-	-	≥3+	-
格局2	-	-	-	≥3+		-

分析思路：表2-25中，格局1正定型为O型，反定型为A型，正反定型不符。面对此格局，有以下两种推理方式。

推理方式1：以正定型为考虑问题的出发点，推理过程如下：正定型为O型，按照Landsteiner规则反定型的A、B细胞均应呈强凝集。但实际检测结果只有B细胞强凝集，A_1细胞无凝集。什么情况下A_1细胞才不凝集呢？只有A型才不会引起A细胞凝集，可是正定型抗A检测结果也无凝集，那么一定是A抗原漏检了。

推理方式2：以反定型为考虑问题的出发点，推理过程如下：反定型结果显示样本应为A型，但正定型抗A检测结果无凝集，那么一定是A抗原漏检了。

虽然两种推理方式都可以得出相同的推断，但以正定型检测结果为出发点的推理绕来绕去，不如以反定型为出发点的推理过程直截了当。显然前者不是我们喜欢的推理方式，没能满足去繁就简的心理预期。大家可以试着按不同的推理方式分析一下格局2的情况，比较一下哪种方式更适合你。

通过对表2-24、表2-25示例的分析，可以总结出这样的结论：当怀疑弱抗原漏检时，最佳的推理过程是从反定型入手，以反定型中的弱凝集或正反定型不符为线索，进行推理分析从而得出初步推论。

（2）验证方法：对于弱抗原已检出的情况，无须进一步验证，直接发出描述性报告即可。只有在怀疑弱抗原漏检的情况下，才需对可能漏检的抗原进行验证。

验证方法有3种：更换试剂重新检测（使用不同克隆株的定型试剂）、4℃低温孵育法、吸收放散法。三者是根据实验难度、耗时依次递进的，能使用最简单的方法解决问题就绝不选用复杂且耗时长的方法。

以上3种实验操作都比较容易掌握，即便是较为烦琐的吸收放散法，多练几次也能熟练掌握。但在实际工作中，一定要正确选用，切不可泛化滥用。选用验证方法的目的是通过高灵敏度的实验对呈阴性反应的漏检成分（包括漏检的弱抗原或弱抗体）进行检测，以期获得阳性结果，用来印证漏检的预判是否正确。

选用高灵敏度验证方法（4℃低温孵育法、吸收放散法）的前提非常明确，只针对漏检成分！对于已检出只是呈弱凝集的结果，不能为了满足判断血型结果的前提条件：阳性反应呈强凝集，而使用高灵敏度方法人为地提高凝集强度。

1）更换试剂实验操作：更换试剂后重新检测，具体操作方法详见后文介绍的试管法。

2）4℃低温孵育法实验操作

①检测原理：IgM型抗体具有嗜低温性，在冷环境下可与相应抗原发生较强的结合。

②技术特点与适用范围：操作简单，灵敏度高，与试管法室温下检测结果相比，可提高2个滴度左右。适用于怀疑弱抗原或弱抗体漏检的验证。

③设备与材料：同试管法。

④操作步骤

A.怀疑弱抗原漏检的检测步骤：取3支洁净试管，标明抗A、抗B、自身对照，并加入1滴相应试剂。然后在各管中加入1滴3%样本红细胞生理盐水悬液，在4℃冰箱中孵育15～30min。取出后，立即离心（1000×g，离心15s），观察结果。

B.怀疑弱抗体漏检的检测步骤：取3支洁净试管，标明A、B、O型红细胞，在各管中加入1滴相应反定型红细胞试剂，以及2滴血浆。在4℃冰箱中孵育15～30min。取出后，立即离心（1000×g，离心15s），观察结果。

⑤结果判断：与试管法相同。

3）吸收放散法实验操作

①检测原理：弱抗原可与相应抗体结合，利用抗原抗体反应具有可逆性的特点，通过提高反应温度可使与弱抗原结合的抗体重新解离下来。使用大量红细胞进行吸收、放散可起到抗体浓缩的作用，对放散液中抗体进行检测，可间接推断出弱抗原的性质。

②技术特点与适用范围：该法灵敏度高，可有效收集液相中

抗体，且对红细胞损伤较小。适用于怀疑弱抗原或弱抗体漏检的验证。

③设备与材料

A.设备：血清学离心机、水浴箱、玻璃试管。

B.试剂：抗A或抗B血型定型试剂（单克隆抗体或人源抗体）、ABO血型定型红细胞试剂、EDTA抗凝的A/B/O型全血。

C.样本：EDTA抗凝待检全血样本。

④操作步骤

A.将待检全血、A/B/O型全血离心分层（1500×g，离心3min）。

B.取3支试管，分别标明实验管、阴性对照管、阳性对照管。在实验管中加入1ml待检样本压积红细胞。阳性对照管中加入1ml O型压积红细胞及30ml A型或B型压积红细胞（若怀疑样本A$_{弱}$抗原漏检，则加入A型压积红细胞；若怀疑样本B$_{弱}$抗原漏检，则加入B型压积红细胞）。阴性对照管中加入1ml O型压积红细胞。

C.加入大量生理盐水洗涤3次（1000×g，离心1min），末次离心1000×g，离心3～5min，弃去上清液，残余液体可用窄条吸水纸贴试管壁吸去，制成洗涤后压积红细胞。

D.加入与压积红细胞等体积的相应抗体（若怀疑样本A$_{弱}$抗原漏检，则加入单克隆IgM型抗A血型定型试剂。若怀疑样本B$_{弱}$抗原漏检，则加入单克隆IgM型抗B血型定型试剂），混匀。4℃孵育60min，每隔10min混匀1次。

E.1000×g，离心3～5min，弃上清液。将红细胞转移至另一支洁净试管中。

F.加入大量4℃冷生理盐水洗涤红细胞6～8次（1000×g，离心1min），末次离心1000×g，离心3～5min，将末次洗涤液转移至洁净试管中作为放散实验的平行对照。用窄条吸水纸贴试管壁吸去压积红细胞上层残液。

G.在压积红细胞中加入等体积生理盐水，52℃，放散

10min。

H.1000×g，离心3～5min，将放散液转移至洁净试管中。

I.取12支洁净试管，分为4组，每组3支。标明平行对照组、阳性对照组、阴性对照组、实验组。各组试管分别标明A_1、B、O型红细胞。

J.各组试管中分别加入1滴A_1、B、O血型定型红细胞试剂。

K.平行对照组各管中加入2滴末次红细胞洗涤液，阳性对照组各管中加入2滴阳性对照放散液，阴性对照组各管中加入2滴阴性对照放散液，实验组各管中加入2滴待检样本放散液。

L.1000×g，离心15s，观察结果。

⑤结果判断

A.平行对照组：各管均无凝集。

B.阴性对照组：各管均无凝集。

C.阳性对照组：O型红细胞无凝集，A或B型红细胞出现凝集且凝集强度为＋＋。

实验组：O型红细胞无凝集，A或B型红细胞出现凝集则判定待检红细胞存在相应抗原，否则为无相应抗原。

⑥注意事项

A.使用市售IgM型单克隆抗体进行放散时，宜在52℃下进行，可减轻溶血程度，同时可避免因温度过高而导致抗体变性。但某些市售单克隆抗体对温度敏感，不适于吸收放散实验。

B.使用人源抗A、抗B时，宜在56℃下进行放散。

C.热放散会破坏部分红细胞，使放散液呈深红色。加入6%牛白蛋白对红细胞具有保护作用。

D.各组中O型试剂红细胞为质控细胞，若O型红细胞凝集，提示实验结果不可信，凝集反应可能由干扰因素引起，应排除干扰后重新进行检测。

E.末次洗涤液与A或B型红细胞呈阳性反应，提示抗A或抗B血型定型试剂未全部洗掉，应继续洗涤直至呈阴性反应，并重新进行检测。

F.阴性对照放散液与A或B型红细胞呈阳性反应，提示实验结果不可信，凝集反应可能由干扰因素引起，应排除干扰后重新进行检测。

G.阳性对照放散液与A或B型红细胞凝集强度＜＋＋，或呈阴性反应，提示实验操作不当，实验结果不可信，易导致假阴性结果。应分析原因后，重新进行检测。

II.待检样本放散液与A或B型红细胞呈阴性反应结果，存在两种可能。一种是被检红细胞无A或B抗原，另一种可能是吸收放散实验失败，未能检出。设置阴、阳性对照，可验证实验结果的有效性。

I.生理盐水应提前放入4℃冰箱预冷。

（3）描述性报告：始终应该牢记的是，临床血型检测不仅要准确定型，而且还要检出ABO血型系统不规则抗体。ABO血型检测是发现ABO血型系统不规则抗体的唯一途径，但又是临床最易忽略的关键点，许多所谓的"疑难配血"都是因为血型鉴定不正确，或ABO血型系统不规则抗体漏检、漏报引起。

临床绝大多数血型检测都非常简单，直接发出报告即可，无须进行描述。但遇到弱表现型、已产生不规则抗体、正反定型不符等样本时，务必对正反定型、不规则抗体进行全面描述并报告，为患者将来可能的输血做好充分准备。

4. Landsteiner规则的修正　大家熟悉的Landsteiner规则适用于野生型抗原检测，但不适用于弱表现抗原的检测。掌握了以上弱表现型抗原型、抗体型的反应特点，可对Landsteiner规则进行如下修正。

（1）判断ABO血型检测结果的前提是指示细胞均呈阴性反应。

（2）野生型判断标准：阳性反应结果均呈强凝集（＋＋＋～＋＋＋＋），且正、反定型相符，按表2-26判断检测结果。

表2-26　野生型ABO血型结果判读与报告方式

类型	正定型			反定型			正、反定型	结果	验证重点与方法
	抗A	抗B	自身	Ac	Bc	Oc			
野生型	+	-	-	-	+	-	相符	A	无须验证
	-	+	-	+	-	-	相符	B	发放报告
	-	-	-	+	+	-	相符	O	
	+	+	-	-	-	-	相符	AB	
	-	-	-	+	+	+	相符	O?孟买型？	抗H鉴别

注：+.凝集。-.无凝集。O细胞.O细胞发生凝集，需对凝集原因进行鉴别，区分凝集是由孟买型引起，还是由干扰物质引起。应使用抗H对样本红细胞进行检测，若呈阴性反应结果，则O细胞凝集由孟买型引起；若呈阳性反应结果，则O细胞凝集由干扰物质引起。

（3）弱抗原已检出判断标准：弱表现型检测结果存在弱凝集、正反定型不符、正反定型假相符等表象，而这些表象恰恰是提示样本为弱表现型的重要线索。弱抗原已检出，无论是否伴有ABO血型系统不规则抗体，均无须进一步验证，按表2-27所示规则，直接发出描述性报告即可。

表2-27　弱抗原已检出的ABO血型结果判读与报告方式

类型	正定型			反定型			正、反定型	结果	验证重点与方法
	抗A	抗B	自身	Ac	Bc	Oc			
弱抗原已检出	$+^w$	-	-	-	+	-	相符	A$_弱$	无须验证
	$+^w$	-	-	$+^w$	+	-	不符	A$_弱$，伴抗A	发放描述
	-	$+^w$	-	+	-	-	相符	B$_弱$	性报告
	-	$+^w$	-	+	$+^w$	-	不符	B$_弱$，伴抗B	
	$+^w$	+	-	-	-	-	相符	A$_弱$B	
	$+^w$	+	-	$+^w$	-	-	不符	A$_弱$B，伴抗A	
	+	$+^w$	-	-	-	-	相符	AB$_弱$	
	+	$+^w$	-	-	$+^w$	-	不符	AB$_弱$，伴抗B	
	$+^w$	$+^w$	-	-	-	-	相符	A$_弱$B$_弱$	
	$+^w$	$+^w$	-	$+^w$	$+^w$	-	不符	A$_弱$B$_弱$，伴抗A、抗B	

（4）弱抗原漏检判断标准：怀疑弱抗原漏检时，需对其进行验证，验证重点是漏检抗原的确认。根据实验耗时及复杂程度，依次选用更换试剂、4℃低温孵育、吸收放散法对正定型重新检测，直至检出弱抗原为止（例如，更换试剂后，检出了弱抗原，则无须进一步使用4℃低温孵育、吸收放散法再行检测；更换试剂后未检出弱抗原，但使用4℃低温孵育法检出了弱抗原，则无须使用吸收放散法再行检测）。若以上方法均未检出，则以灵敏度最高的吸收放散实验结果为准，发放描述性报告。描述性报告要同时报告抗原型及ABO血型系统不规则抗体，详见表2-28。

表2-28　弱抗原漏检的验证及ABO血型结果判读与报告方式

类型	正定型			反定型			正、反定型	结果	验证重点与方法
	抗A	抗B	自身	Ac	Bc	Oc			
弱抗原漏检	-	-	-	-	+	-	不符	$A_弱$?	抗原确认（更换试剂、4℃孵育、吸收放散）
	-	-	-	$+^w$	+	-	假相符	$A_弱$，伴抗A?	
	-	-	-	+	-	-	不符	$B_弱$?	
	-	-	-	+	$+^w$	-	假相符	$B_弱$，伴抗B?	
	-	+	-	-	-	-	不符	$A_弱$B?	
	-	+	-	$+^w$	-	-	假相符	$A_弱$B，伴抗A	
	+	-	-	-	-	-	不符	$AB_弱$?	
	+	-	-	-	$+^w$	-	假相符	$AB_弱$，伴抗B?	
	-	-	-	-	-	-	不符	$A_弱B_弱$?	
	-	-	-	$+^w$	$+^w$	-	假相符	$A_弱B_弱$，伴抗A、抗B?	

以上就是 Landsteiner 规则修正后，理论与实践的全部内容。重点在于，除了人们熟知的野生型表现型呈强凝集且正、反定型相符外，弱凝集、正反定型不符或假相符都是 ABO 血型检测中弱表现型呈现出的正常现象，需要通过实验进一步验证的仅限于弱抗原漏检的情形。

二、ABO 血型鉴定方法

ABO 血型鉴定的常见方法主要有试管法、微柱法、微孔板法、玻片或纸片法。玻片或纸片法适用于大规模血型筛查，常用于血型普筛，如无偿献血时对献血者进行血型初筛。该法的优点是操作简单、速度快，无须检测设备，缺点是仅进行正定型检测，且不易检出弱抗原，灵敏度差。为保障患者输血安全，临床不应使用玻片或纸片法对患者或献血者进行检测，应选用灵敏度、准确性高的实验方法。

本文仅对输血科每位工作人员必须掌握的、临床最常使用的试管法与微柱法进行介绍。

（一）试管法

1.实验原理　在盐水介质中，IgM 型 ABO 血型定型试剂可与红细胞 A、B 抗原结合，离心后呈肉眼可见的凝集反应，根据反应格局可判断出被检样本正定型结果。ABO 反定型红细胞试剂可与血浆中规则抗体及 ABO 血型系统不规则抗体结合，离心后亦呈肉眼可见的凝集反应，根据反应格局可判断出被检样本反定型结果。依据 Landsteiner 规则，对样本血型做出最终判断。

2.技术特点与适用范围　操作简便，适用于临床样本常规检测及疑难样本处理。

3. 设备与材料

（1）设备：血清学离心机，显微镜，玻璃试管（内径 10mm×75mm，下文若无特殊说明，均使用此规格试管）。

（2）试剂：抗 A、抗 B 血型定型试剂；ABO 血型定型红细胞试剂。

（3）样本：EDTA 抗凝待检全血样本。

4. 实验方法　检测步骤如下。

（1）EDTA 抗凝待检全血样本离心后备用。

（2）取 1 支洁净试管，加入 1.5ml 生理盐水、1 滴待检样本压积红细胞，配成浓度约为 3% 红细胞生理盐水悬液。

（3）取 6 支洁净试管，正、反定型检测各需 3 支试管。正定型检测标明抗 A、抗 B、自身对照，反定型检测标明 A 细胞、B 细胞、O 细胞。除自身对照管外，在各管中加入 1 滴相应试剂。

在正定型检测各管中加入 1 滴待检样本 3% 红细胞生理盐水悬液，反定型各管中加入 2 滴待检样本血浆。1000×g，离心 15s。

（4）试管从血清学离心机取出后，在光线明亮处观察结果，观察内容依次为有无溶血、有无凝集。具体操作如下。

1）有无溶血：上清液清澈透明为无溶血，上清液呈红色则为溶血。

2）有无凝集：倾斜试管，使细胞扣与液体分离，使用腕力轻晃试管，使液面轻轻冲刷细胞扣 2～3 次，观察有无凝集。

3）凝块大小：稍微竖直试管，使液体完全淹没细胞扣，稍加大腕力，晃动试管 2～3 次，观察凝块大小。肉眼观察有无凝集，可疑时应在显微镜下加以确认。

5. 结果判断

（1）判断结果的前提条件：指示细胞均无凝集。

（2）凝集强度判断：按表2-29给出的标准判断凝集强度，必要时需镜检。

（3）检测结果判读：当指示细胞均呈阴性反应时，可按表2-30对检测结果进行判读。怀疑弱抗原漏检时，应进一步验证。

表2-29　凝集强度判断标准

强度	特点	图例
++++	背景透明。一个大凝集块	
+++	背景透明。数个大凝集块	
++	背景透明。数个小凝集块	
+	背景呈红色。细沙状凝集颗粒，周围有较多游离红细胞	
±	背景呈红色。微小凝集块，肉眼难以分辨，镜下可见大量凝集	
-	背景呈红色。均匀的红细胞悬液，镜下无凝集	
MF	背景呈红色。镜下可见小凝块，周围有较多游离红细胞	
H（PH）	背景为红色透明，完全溶血（部分溶血）	

注：＋.凝集。-.无凝集。MF.混合外观。H.溶血。PH.部分溶血。

表2-30　ABO血型结果判读

类型	正定型			反定型			正、反定型	结果	验证重点与方法
	抗A	抗B	自身	Ac	Bc	Oc			
野生型	+	-	-	-	+	-	相符	A	无须验证发放报告
	-	+	-	+	-	-	相符	B	
	-	-	-	+	+	-	相符	O	
	+	+	-	-	-	-	相符	AB	
弱抗原已检出	$+^w$	-	-	-	+	-	相符	A弱	无须验证发放描述性报告
	$+^w$	-	-	$+^w$	+	-	不符	A弱,伴抗A	
	-	$+^w$	-	+	-	-	相符	B弱	
	-	$+^w$	-	+	$+^w$	-	不符	B弱,伴抗B	
	$+^w$	+	-	-	-	-	相符	A弱B	
	$+^w$	+	-	$+^w$	-	-	不符	A弱B,伴抗A	
	+	$+^w$	-	-	-	-	相符	AB弱	
	+	$+^w$	-	-	$+^w$	-	不符	AB弱,伴抗B	
	$+^w$	$+^w$	-	-	-	-	相符	A弱B弱	
	$+^w$	$+^w$	-	$+^w$	$+^w$	-	不符	A弱B弱,伴抗A、抗-B	
弱抗原漏检	-	-	-	-	+	-	不符	A弱?	抗原确认(更换试剂、4℃孵育、吸收放散)
	-	-	-	$+^w$	+	-	假相符	A弱,伴抗A?	
	-	-	-	+	-	-	不符	B弱?	
	-	-	-	+	$+^w$	-	假相符	B弱,伴抗B?	
	-	+	-	-	-	-	不符	A弱B?	
	-	+	-	$+^w$	-	-	假相符	A弱B,伴抗A	
	+	-	-	-	-	-	不符	AB弱?	
	+	-	-	-	$+^w$	-	假相符	AB弱,伴抗B?	
	-	-	-	-	-	-	不符	A弱B弱?	
	-	-	-	$+^w$	$+^w$	-	假相符	A弱B弱,伴抗A、抗-B?	

注:+.凝集强度为+++～++++的强凝集;$+^w$.凝集强度为±～++的弱凝集;-.阴性反应,无凝集。使用单克隆抗体检测时,弱抗原可呈强凝集。ABO血型系统不规则抗体引起的凝集多为弱凝集,偶见强凝集。

（二）微柱法

1.实验原理　微柱卡由反应腔及凝胶柱（或玻璃微珠柱）组成，前者相当于1支试管，后者则用于分离红细胞，在离心力的作用下，将未凝集红细胞、凝集红细胞分别滞留在不同区域，便于结果观察。

2.技术特点与适用范围　操作简单，结果客观易于标准化。适用于ABO血型常规检测，但微柱法不具备抗干扰能力，易受干扰物质影响。结果出现异常时，微柱法只能起到提示作用，进一步鉴定需使用试管法。

3.设备与材料

（1）设备：专用卡式离心机。

（2）试剂：ABO血型正反定型卡、ABO血型定型红细胞试剂。

（3）样本：EDTA抗凝待检全血样本。

4.实验方法　检测步骤：不同厂家提供的ABO血型正、反定型卡所用红细胞悬液浓度、离心力、离心时间存在差异，应根据试剂盒说明书进行操作。

5.结果判断

（1）凝集强度判断：根据图2-6所示，判断凝集强度。

（2）ABO血型结果判断：与试管法相同（表2-30）。需要注意的是，当血型检测结果异常，或需排除干扰物质进一步验证时，务必使用试管法。原因在于，微柱法反应体系固定，不具备排除干扰及验证的功能。重复使用微柱法进行检测，除了浪费时间、浪费试剂外，起不到排除干扰及验证的作用。

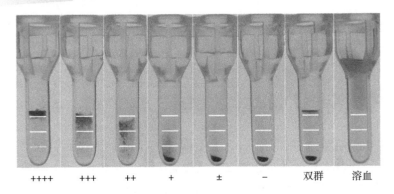

++++   +++   ++   +   ±   −   双群   溶血

图2-6 微柱法凝集强度判断标准

++++.红细胞全部位于微柱顶部。

+++.80%红细胞位于微柱上端1/3内。

++.80%红细胞位于微柱上端2/3内。

+.80%红细胞位于微柱下端2/3内。

±.100%红细胞位于微柱下端1/3内。

−.100%红细胞位于微柱底部。

双群：部分红细胞位于微柱顶部或微柱内部，而另一部分红细胞位于底部。

溶血：红细胞发生溶血后，细胞碎片、血红蛋白等成分重量较轻，离心后不会进入微柱凝胶中，仍位于反应腔内，呈透明红色或暗红色

三、ABO血型检测常见误区

ABO血型检测是临床输血最重要的检测项目，也是日常工作存在问题最多的检测项目，主要表现在以下几个方面。

（一）指示细胞设置不规范

指示细胞检测结果提示实验结果是否可信，是判断实验有效性的指标。指示细胞设置不规范或忽略指示细胞检测结果是引起血型误判的重要原因。

指示细胞包括自身对照红细胞及O型红细胞试剂，前者指示正定型结果是否可信，后者指示反定型结果是否可信。只有指示细胞呈阴性反应时，才可判断正、反定型结果，否则应根据指示细胞凝集情况，分别处理红细胞或血浆，直至指示细胞呈阴性反应后，才可使用处理后的红细胞或血浆进行正、反定型检测。

（二）不重视凝集强度的观察

忽略凝集强度，单纯地观察阴、阳性反应是引起血型误判的另一个重要原因。

（三）不熟悉检测工具的特性

ABO血型检测工具包括用于检测红细胞抗原型（正定型）的抗体试剂，以及检测血浆抗体型（反定型）的红细胞试剂。

临床常用的抗体试剂主要是单克隆抗体，其优点是特异性强、抗干扰能力强、凝集强度高，缺点是抗原表位覆盖程度低。检测弱表现型抗原时，根据制备单克隆抗体克隆株的差异，凝集强度波动范围较宽，可呈强凝集、弱凝集甚至无凝集。使用单克隆抗体进行正定型检测时，弱表现型抗原可呈强凝集，易误判为常见的野生型抗原。另外，抗体试剂应具有强的抗干扰能力，能检出获得性B的抗体试剂不适于临床常规检测。

检测反定型的红细胞试剂至少应包括A、B、O型红细胞，并了解红细胞试剂保存液的组成成分，尤其是用于防污染的抗生素成分。临床样本主要是患者样本，使用抗生素的患者较为普遍。若患者样本中存在抗生素抗体，易干扰反定型结果，使所有反定型细胞均呈凝集反应（凝集强度通常≤＋＋），给反定型结果的判断带来困难。当怀疑反定型细胞的凝集由药物抗体引起时，可使用多份健康人新鲜红细胞替换反定型红细胞试剂，即可排除此干扰。

（四）正常凝集特点概念模糊

输血科技术人员必须建立不同实验方法正常凝集特征的概念，否则无法区分何为异常结果（此概念同样适用于其他检测）。包括肉眼观察的凝集强度、显微镜下凝集特点等。

（五）缺乏分析疑难问题切入点的思维方式

当遇到"疑难血型"时，即检测结果存在弱凝集或正反定型不符时，应以弱凝集为切入点进行分析。需要注意的是，弱凝集包括＋＋、＋、±、－，在分析疑难问题时，必须注重阴性反应结果，否则将无从下手。

另外，ABO血型是将两个实验整合在一起的检测，即包括正定型与反定型。遇到全凝集反应时，应分别处理红细胞与血浆，排除干扰物质的影响后，再进行检测分析。

（六）缺乏以抗原确认为重点的验证策略

疑难血型的分析与处理应紧密围绕抗原的确认而展开，按实验方法的难易、耗时等的不同，逐次使用更换试剂、4℃低温孵育、吸收放散等实验方法。

（七）缺乏以目的为指向的实验方法选择思路

输血科是为临床患者输血服务提供技术支持的部门，所有技术工作均应以此为目标。临床患者的输血要安全、快速，这就决定了输血科进行检测时所选用的方法必须满足"快而准"的要求，人为放大检测难度、增加不必要的检测项目、辅助性检测等在实际工作中均不可取。输血科应选择最简单、最直接、最快速的方法来解决实际问题，以满足临床输血对时效性的要求。

（八）A$_2$细胞的使用

当A$_弱$个体产生抗A不规则抗体，反定型检测会出现A$_1$细胞凝集的现象（通常为弱凝集，强凝集少见）。增加A$_2$细胞再行反定型检测，可进一步验证A$_1$细胞凝集是否由同种抗A引起。这种做法逐渐演变成固定套路的标准方法，后果是没有A$_2$细胞的实验室遇到此种情况时不知该如何处理。

回到最初的起点，临床检测血型的目的是准确鉴定抗原型、抗体型。简单地讲，检测ABO血型就是要检出血型（抗原型）以及ABO血型系统的不规则抗体，并如实报告。当建立了这个概念，就不会再纠结A$_2$细胞的使用。

实际上，只要能排除干扰物质对反定型的影响，即O细胞呈阴性反应时，不使用A$_2$细胞，可直接报告反定型检测结果。原因在于：①O细胞呈阴性反应，反定型结果可信。②A$_2$细胞虽可区分A$_1$、A$_2$亚型，但亚型患者输血原则是相容性输血，而非亚型同型输血，区分亚型对临床输血患者无实用价值。③真正不敢报结果的原因是受"正、反定型相符"这条铁律的束缚。Landsteiner其实早就告诉过我们，样本中只存在规则抗体，才会符合"正、反定型相符"的规律。如果存在ABO血型系统不规则抗体，正、反定型不可能相符，如果相符了，那一定是假相符，必定存在漏检。

将Landsteiner规则、血型检测目的理解到位极为重要，可以破除许多实验中遇到的迷障。需要说明的是，我们不是反对使用

A_2细胞再行确认，而是强调没有A_2细胞的实验室，千万不要纠结。A_2细胞不是必须使用的关键试剂，其作用在于鉴别A_1、A_2或其他A亚型，但亚型患者输血原则是相容性输血，而非亚型同型输血，区分亚型对临床输血患者无实用价值。

（九）抗A，B的使用

抗A，B的使用也是误解较多的一个问题。理想的抗A，B应是多克隆、高效价的，也就是O型多人份混合血清。市售不易购得，往往需实验室自制。自制时一定要注意以下几个关键环节：无不规则抗体、去除冷抗体、效价要在32以上。抗A，B试剂的难点不在于如何制备，而是应在什么种情况下使用。

只有正定型呈O型，而且怀疑弱抗原漏检时，才是使用抗A，B的正确模式，否则是没有意义的。比如，正定型为O型，怀疑$A_弱$或$B_弱$漏检，使用抗A，B进行检测，如果结果呈阳性，那么可以间接证明$A_弱$或$B_弱$漏检。但这只是一个辅助性实验，不能作为判断血型的依据。得出准确结果，还需直接证据。提供直接证据，只有直接针对红细胞抗原的检测方法才能做到，如4℃低温孵育法、吸收放散法等。

如果正定型为非O型，但怀疑有弱抗原漏检，这时使用抗A，B不会提供任何有价值的线索。比如，正定型为B型，怀疑$A_弱$漏检，使用抗A，B检测结果一定是阳性，对于判断是否$A_弱$漏检毫无帮助。因为无论是A抗原，还是B抗原，只要检出其中一种，那么抗A，B的反应结果一定是阳性，这样的结果无法告诉你是不是有抗原漏检。这种情况下，要想确定是否存在抗原漏检，还得使用能提供直接证据的4℃低温孵育法或吸收放散法。这也是为什么不提倡临床工作中选用辅助性实验，而选用能提供直接证据的实验的原因。

（十）多凝集

前文中从未提及多凝集对ABO血型检测的干扰，原因在于目前的检测技术已克服了多凝集干扰的问题。

多凝集是指因红细胞抗原异常（隐匿抗原暴露于红细胞表面），可被健康成人血浆（含有可与隐匿抗原反应的天然抗体）凝集，但不被自身或脐带血血浆凝集的现象。单克隆抗体出现之前，ABO血型检测所用的定型试剂是人源抗体，所以多凝集现象会对正定型检测造成干扰。但目前临床使用的单克隆抗体，因其不含可与隐匿抗原反应的天然抗体，所以多凝集无法对ABO血型检测造成干扰，不会影响鉴定结果，仅在交叉配血中偶见因多凝集引起次侧配血不合。

四、临床实验室ABO血型检测依据、范围与收费标准

（一）检测依据与范围

根据《临床输血技术规范》、《全血和成分血使用》（WS/T 623—2018）、《输血相容性检测标准》（WS/T 794—2022）的要求，应对患者、供者进行ABO血型检测，具体内容如下。

1. 患者 输血患者及潜在输血患者入院后应进行ABO血型正反定型检测，输血前应对交叉配血样本ABO血型正反定型进行复核。

2. 供者

（1）对红细胞成分进行ABO血型正反定型复核。

（2）对血浆、冷沉淀凝血因子及血小板成分进行ABO血型反定型复核。

（二）收费标准

依据《深圳市非营利性医疗机构医疗服务价格》对上述检测项目进行收费，目前收费标准见表2-31。

表2-31 ABO血型检测收费标准

编码	项目名称	项目内涵	计价单位	政府指导价格（元）			
				第一档	第二档	第三档	第四档
260000001	ABO红细胞定型	指血清定型（反定）	次	6.0	5.7	5.4	4.8
260000002	ABO血型鉴定	指正定法与反定法联合使用	次	11.0	10.5	9.9	8.8
260000002-1	微柱凝集法		次	40.0	38.0	36.0	32.0
260000003	ABO亚型鉴定	含：①ABO正、反定型；②吸收实验；③放散实验；④唾液血型物质测定	每个亚型	50.0	47.5	45.0	40.0
250202035	间接抗人球蛋白试验		项	12.0	11.4	10.8	9.6

注：项目内涵：用于规范项目的服务范围、内容、方式和手段。项目内涵使用"含""指""不含"三个专用名词界定：

含：表示在医疗服务项目中应当提供的服务内容，这些服务内容不得单独分解收费，但在特殊情况下，由于患者病情需要只提供其中部分服务内容，也按此项标准计价。

指：在"指"后面所列的内容，指完成该诊疗项目的不同方法，或该诊疗项目的适用范围。如无特别说明，不得重复计费。

不含：在"不含"后面所列的服务内容可单独计价。

五、实操训练

（一）目的要求

（1）掌握指示细胞（自身对照红细胞、O型红细胞试剂）的设置。

（2）掌握试管法、微柱法检测ABO血型的实验方法。

（3）掌握肉眼观察凝集强度判断标准。

（4）掌握正常凝集镜下特征，并能鉴别冷抗体、高免疫球蛋白引起的非特异性凝集镜下形态。

（5）掌握判断ABO血型检测结果的凝集强度要求。

（6）掌握孟买型与O型的区别及验证方法。

（7）掌握干扰物质的排除方法。

（8）掌握红细胞悬液的配制。

（9）掌握ABO血型检测试剂的选择。

（二）样本制作与检测方法训练

1.正常样本

（1）目的：掌握ABO血型检测的指示细胞设置、凝集强度判断标准、正常的凝集强度，以及ABO血型结果判断的方法。另外，使用试管法检测时，应掌握通过腕力轻摇试管的手法。

（2）样本选取：挑选A、B、O、AB型样本各1份，进行血型检测。

（3）检测：使用试管法、微柱法对以上样本进行正、反定型检测。

2.全凝集样本

（1）目的：掌握干扰物质的去除方法。

（2）样本制作：挑选1份RhE（＋）M（＋）全血样本，取0.5ml加至洁净试管中。离心后，分离红细胞与血浆，分别置于洁净试管中。在各管中分别加入1滴IgM型抗E及抗M。

（3）检测方法：使用试管法进行检测。出现全凝集后，使用试管法进行处理。

使用温盐水洗涤法处理红细胞，自身对照仍凝集时，再使用放散法处理红细胞。

使用吸收法处理血浆，直至O细胞无凝集。

使用处理后的红细胞、血浆再行血型检测，正、反定型相符后报告结果。

3.弱凝集样本制作

（1）弱凝集样本1

1）目的：掌握4℃低温孵育法。

2）样本制作：A、B、O型全血洗涤3次，制成压积红细胞。取2支洁净试管，标明A、B管。

在A管中加入1ml O型压积红细胞、40μl A型压积红细胞、1ml A型血浆。

在B管中加入1ml O型压积红细胞、40μl B型压积红细胞、1ml B型血浆。

3）检测方法：使用试管法对A、B管样本进行检测。发现正、反定型不符后，应能推断出弱抗原漏检。然后更换试剂再行检测，结果应为阴性。再使用4℃低温孵育法进一步验证，推断的弱抗原检测结果凝集强度应为±（结合镜下检测）。

（2）弱凝集样本2

1）目的：掌握吸收放散法。

2）样本制作：A、B、O型全血洗涤3次，制成压积红细胞。取2支洁净试管，标明A、B管。

在A管中加入1ml O型压积红细胞、30μl A型压积红细胞、

1ml A型血浆。

在B管中加入1ml O型压积红细胞、30μl B型压积红细胞、1ml B型血浆。

3）检测方法：使用试管法对A、B管样本进行检测。发现正、反定型不符后，应能推断出弱抗原漏检。然后更换试剂再行检测，结果应为阴性。再使用4℃低温孵育法进一步验证，肉眼观察结果仍为阴性。使用吸收放散法进行最后的验证，推断的弱抗原检测结果凝集强度应为＋＋。

■**思考题**

　　1. Landsteiner规则有何局限性？

　　2. ABO血型检测中，指示细胞的作用是什么？

　　3. 判断ABO血型结果的前提条件是什么？

　　4. 如何排除影响ABO血型检测结果的干扰物质？

　　5. 输血科应如何选择适合的ABO血型检测方法？

第二节　Rh血型检测

一、RhD血型检测原理及方法选择

RhD血型检测原理与所用定型抗体的性质有关。临床使用的市售抗-D血型定型试剂主要有3种：IgM型抗D、IgG型抗D，以及IgM与IgG混合型抗D。

IgM型抗D适用于直接凝集法，可快速、准确地鉴定样本RhD血型。IgG型抗D主要用于IAT法、吸收放散法及致敏红细胞的制备。IgM与IgG混合型抗D可满足直接凝集法、IAT法及吸收放散法的需求，但不能用于制备致敏红细胞。输血科可根据实际需求，选择适合的试剂。

（一）不同方法的检测原理、技术特点及适用范围

1. 直接凝集法检测原理　在盐水介质中，IgM型抗D可与红细胞RhD抗原结合，离心后呈肉眼可见的凝集反应，并据此判断RhD血型。

该法操作简单、快速，适用于临床样本RhD血型检测。

2. IAT法检测原理　利用IgG型抗体亲和力高、特异性强的特点，通过IAT法检测红细胞RhD血型。

该法灵敏度高于直接凝集法，但操作比直接凝集法烦琐。适用于直接凝集法判断为RhD阴性的确认。

3. 吸收放散法检测原理　通过吸收法使红细胞RhD抗原与IgG型抗D结合，再通过放散法收集并浓缩与红细胞结合的抗D。根据放散液与RhD（＋）红细胞反应结果，间接推断出红细胞是否表达RhD抗原。

该法灵敏度高于IAT法，但操作烦琐、耗时长。适用于IAT法漏检的DEL型检测。

（二）临床样本RhD血型检测方法选择

临床检测RhD血型的目的是保证患者输血安全，检测方法的选择应以此目的为基准。直接凝集法可完全满足临床输血安全的实用性要求，而无须再使用其他方法进一步检测。理解并遵循这一原则来处理临床样本，需弄清以下几个易引发争论的问题。

1. RhD变异型是否应检出　秉持科学态度，检出变异型当然很好。但接下来的问题是该给变异型患者输RhD（＋）还是RhD（－）红细胞呢？有学者认为弱D患者输RhD（＋）红细胞，部分D输RhD（－）红细胞。可是血清学检测能看到的结果只是凝集强度

上的差异,肉眼没有透过凝集辨出弱D还是部分D的能力,只有基因检测才能完美地回答这一问题。所以还需进行基因检测,并根据检测结果对照RhD变异型分类(http://www.rhesusbase.info)来决定究竟该输RhD(+)还是RhD(-)红细胞。

以上做法虽科学且严谨,但在临床实际工作中却难以实行,因其违背了血型检测对时效性的要求,无法做到"快且准"。所以在检测变异型上下功夫,多适用于科学研究,而不适于临床输血患者。

2. RhD(-)是否要进行确认 RhD(-)确认的前提是,直接凝集法判断为阴性的样本有可能漏检,需对其进一步检测确认。按照《中国输血技术操作规程·血站部分》的要求,确认方法是IAT法。该法是输血前检测常用方法,也是工作人员必须掌握的方法,就操作本身而言并无难度。使用IAT法对RhD(-)进行确认,在技术上并不能提高实验室检测能力。但问题是,确认为RhD(+)后,患者该输RhD(+)还是RhD(-)红细胞呢?这就又回到了检出RhD变异型所面临的问题。

实际上,临床患者样本并不需要进行RhD(-)确认,对此《全国临床检验操作规程》(第4版)有明确说明。英国与美国的要求更为详尽,临床样本不仅不需要进行RhD(-)确认,而且还禁止能检出DVI变异型的试剂用于临床。那么什么时候才需对RhD(-)检测结果进行确认呢?答案是对供血者,而且不能用于临床样本检测的DVI型定型试剂可以用于供血者的检测。

3. DEL型是否要检出 DEL型检测同样也是有前提的,即IAT法判断为RhD(-)的样本有可能漏检,使用吸收放散法可检出漏检的RhD(+)。通过吸收放散法检出的RhD(+)称为RhD放散型,英文表示为D-elute,简写为DEL。对DEL型进行检测,最终还会回到该输RhD(+)还是RhD(-)红细胞的老问题上来。

有观点认为DEL患者输RhD(+)红细胞即可,不仅可以保证患者输血安全,而且还能节省大量RhD(-)血液资源。但随着观察例数的增加，发现有些DEL型患者输注RhD（＋）红细胞后，可产生同种抗D，并不安全。

本质上，DEL型检测仍是采用血清学方法，通过凝集反应来判定结果。而仅通过凝集表象，根本无法鉴别弱D与部分D。只有依据基因检测结果，对照RhD变异型分类数据库才能得出相对准确的结论。显然这又违背了临床所需。

总之，检测方法的选择取决于目的。各种方法本身并不存在优劣之分，围绕要达到的目的，在众多检测方法中挑选出能快速解决临床实际问题，满足安全输血要求的方法才是真正的"好方法"。

很显然，能满足临床需要的"好方法"就是直接凝集法。对正常RhD抗原与变异型的判断也非常简单，强凝集判断为RhD（＋），无凝集判断为RhD（-），弱凝集判断为$D_{弱}$（变异型，不区分究竟是弱D还是部分D，更无须鉴定究竟是何种变异型）。RhD（＋）患者输注RhD（＋）红细胞，而RhD（-）与$D_{弱}$患者输注RhD（-）红细胞，不仅能快速完成临床样本的RhD血型检测，而且能最大限度地保证临床输血安全。当然，工作人员充足的实验室，或患者有特殊需求时，在时间允许的情况下，可以在此基础上进行更为深入的研究，进行RhD（-）确认、DEL型检测、基因检测等。

二、RhD血型鉴定方法

（一）试管法

1.设备与材料

（1）设备：血清学离心机，显微镜，玻璃试管。

（2）试剂：抗D血型定型试剂。

（3）样本：EDTA抗凝待检全血样本。

2.实验方法

（1）检测步骤

1）取1支洁净试管，加入待检全血样本0.5ml、大量生理盐水。1000×g，离心1min，洗涤3次。制成压积红细胞。

另取1支洁净试管，加入1.5ml生理盐水、1滴压积红细胞，配成浓度约为3%红细胞生理盐水悬液，备用。

2）取2支洁净试管，标明抗D、自身对照。在抗D管中加入1滴抗D定型试剂。各管中加入1滴3%红细胞生理盐水悬液。1000×g，离心15s。

3）试管从血清学离心机取出后，在光线明亮处观察结果，观察内容依次为：有无溶血、有无凝集。具体操作如下所述。

①有无溶血：上清液清澈透明为无溶血；上清液呈红色则为溶血。

②有无凝集：倾斜试管，使细胞扣与液体分离，使用腕力轻晃试管，使液面轻轻冲刷细胞扣2～3次，观察有无凝集。

③凝块大小：稍微竖直试管，使液体完全淹没细胞扣，稍加大腕力，晃动试管2～3次，观察凝块大小。肉眼观察有无凝集，可疑时应在显微镜下加以确认。

（2）结果判断

1）判断结果的前提条件：自身对照为阴性。

2）凝集强度判断：按表2-25给出的标准判断凝集强度。

3）鉴定结果判读：按表2-32判读结果。

表2-32　RhD血型检测结果判读标准（试管法）

凝集强度	结果判断	红细胞成分RhD血型选择
+++～++++	D（+）	D（+）
±～++	D弱	D（-）
-	D（-）	D（-）

3.注意事项 为排除干扰物质对RhD血型检测产生的影响，应设置自身对照。自身对照呈阴性反应时，方可对结果进行判读。若自身对照呈阳性反应，应使用温盐水洗涤法、放散法处理红细胞。然后使用自身对照呈阴性反应的处理后红细胞，重新检测RhD血型。

（二）微柱法

使用微柱法检测RhD血型，其实验原理、技术特点与适用范围与ABO血型微柱法相同。

需要注意的是，微柱法不具备排除干扰的能力，当自身对照呈阳性反应结果时，应使用试管法排除干扰并重新检测。

1.设备与材料

（1）设备：专用卡式离心机。

（2）试剂：RhD分型卡。

（3）样本：EDTA抗凝待检全血样本。

2.实验方法

（1）检测步骤：不同厂家提供的分型卡所用红细胞悬液浓度、离心力、离心时间存在差异，应根据试剂盒说明书进行操作。

（2）结果判断

1）凝集强度判断：与ABO血型微柱法相同（图2-6）。

2）RhD血型结果判断：见表2-33。

表2-33 RhD血型检测结果判读标准（微柱法）

凝集强度	结果判断	红细胞成分RhD血型选择
++++	D（+）	D（+）
± ~+++	$D_{弱}$	D（-）
-	D（-）	D（-）

3.注意事项 与RhD血型检测试管法相同。

（三）RhD（-）确认

直接凝集法检测结果为RhD（-）时，可采用IAT法进行确认。具体操作如下。

1.设备与材料

（1）设备：血清学离心机、显微镜、水浴箱、玻璃试管。

（2）试剂：3种不同来源IgG型抗D血型定型试剂、抗球蛋白试剂、AB型血清、3%RhD（＋）红细胞生理盐水悬液。

（3）样本：RhD（＋）全血、EDTA抗凝待检全血样本。

2.实验方法

（1）取7支试管，标明实验组（3支）、阳性对照组（3支）、阴性对照（1支）。实验组与阳性对照组中各管需标明抗D来源。

（2）实验组与阳性对照组中各管加入2滴相应来源的抗D，阴性对照管中加入2滴AB型血清。

（3）实验组各管中加入1滴3%样本红细胞生理盐水悬液，阳性对照管及阴性对照管中加入1滴3%RhD（＋）红细胞生理盐水悬液，混匀。

（4）37℃孵育30min，其间不断混匀。1000×g，离心1min，弃去上清液。

（5）加入大量生理盐水洗涤红细胞3次（1000×g，离心1min）。末次洗涤后，用吸水纸吸去管口残余液体。

（6）各管中加入2滴抗球蛋白试剂，混匀，1000×g，离心15s。观察结果。

3.结果判断

（1）各阳性对照管均凝集且阴性对照管无凝集，实验结果有效。

（2）实验组中任一管呈凝集反应，即可判为RhD（＋）。实验组各管均无凝集，可判为RhD（－）。

4.注意事项

（1）IgG型抗D定型试剂应来源于不同克隆株，或不同个体的人源抗D。

（2）实验组各管均无凝集，也可能由反应体系洗涤不完全，残余抗D中和抗球蛋白试剂所致。用IgG致敏红细胞作为阳性对照，可验证实验结果的有效性，若出现强凝集（凝集强度＋＋＋～＋＋＋＋），则说明无抗D残存，否则需重新检测。

（3）抗球蛋白试剂实际使用量可按试剂盒要求加入。

（四）DEL型检测

IAT法检测结果为RhD（－），怀疑其为DEL型时，可采用吸收放散法进行检测。具体操作如下。

1.设备与材料

（1）设备：血清学离心机、显微镜、水浴箱、玻璃试管。

（2）试剂：3种不同来源IgG型抗D血型定型试剂、抗球蛋白试剂、AB型血清、3%RhD（＋）红细胞LISS悬液。

（3）样本：RhD（＋）全血、EDTA抗凝待检全血样本。

2.实验方法

（1）压积红细胞制备

1）将待检全血、RhD（＋）全血离心分层（1500×g，离心3min）。

2）取3支试管，分别标明实验管、阴性对照管、阳性对照管。在实验管中加入1ml样本压积红细胞，阴性对照与阳性对照管中加入1ml RhD（＋）压积红细胞。

3）加入大量生理盐水洗涤3次（1000×g，离心1min），末次离心1000×g，3～5min，弃去上清液，残余液体可用窄条吸水纸贴试管壁吸去，配制成洗涤后压积红细胞。

（2）吸收

1）在实验管及阳性对照管压积红细胞中，加入与压积红细胞等体积的抗D试剂及LISS液，混匀。阴性对照管中加入与压积红细胞等体积的生理盐水及LISS液。37℃孵育15min（若不使用LISS液，则需37℃孵育30min）。

2）1000×g，离心3～5min，弃上清液。将红细胞转移至洁净试管中。

3）加入大量生理盐水洗涤红细胞6～8次（1000×g，离心1min），末次离心1000×g，3～5min，将末次洗涤液转移至洁净试管中作为放散实验的平行对照，然后用窄条吸水纸贴试管壁吸去压积红细胞上层残液。

（3）放散

1）在压积红细胞中加入等体积生理盐水，52℃，放散10min。

2）1000×g，离心3～5min，将放散液转移至洁净试管中。

（4）检测

1）取4支洁净试管，标明实验管、平行对照管、阴性对照管、阳性对照管。

2）在实验管、阴性对照管、阳性对照管中加入相应放散液2滴，在平行对照管中加入2滴末次洗涤液。

3）各管中加入1滴3%RhD（＋）红细胞LISS悬液。37℃孵育15min（若使用红细胞生理盐水悬液，则需37℃孵育30min）。

4）用大量生理盐水洗涤红细胞3次（1000×g，离心1min）。末次洗涤离心弃去上清液后，用吸水纸吸去管口残余液体。

5）各管中加入2滴抗球蛋白试剂，1000×g，离心15s，观察结果。

3.结果判断

（1）阴性对照：无凝集。

（2）平行对照：无凝集。

（3）阳性对照：凝集。

（4）实验管：出现凝集则判定为DEL型，否则为RhD（-）。

4.注意事项

（1）使用人源抗D时，宜在56℃下进行放散。

（2）热放散会破坏部分红细胞，使放散液呈深红色。加入6%牛白蛋白对红细胞具有保护作用，可减轻溶血。

（3）末次洗涤液与RhD（+）红细胞悬液呈阳性反应，说明抗D试剂未被全部洗掉，应继续洗涤直至无凝集反应，然后重新进行检测。

三、Rh血型其他抗原鉴定

Rh血型系统目前已知的抗原有56种（数据来自ISBT，更新日期截至2024年11月）。临床Rh血型其他抗原鉴定是指对RhC、c、E、e抗原进行检测。其检测原理、方法、技术特点、适用范围均与RhD血型检测相同。

临床对Rh血型其他抗原进行鉴定，目的主要有3个。

1.验证不规则抗体特异性鉴定结果的合理性　当鉴定出患者样本存在Rh血型系统不规则抗体时，应对相应抗原进行检测，以验证不规则抗体特异性鉴定结果的合理性。例如，鉴定出样本血浆中的不规则抗体特异性为抗E，应使用抗E定型试剂对样本红细胞RhE抗原进行检测，以验证不规则抗体特异性结果是否合理。若检测结果为RhE（-），表明鉴定结果合理，否则特异性鉴定结果是错误的。

2.寻找适合的红细胞成分　患者样本检出Rh血型系统不规则抗体后，应对供者红细胞相应抗原进行筛查，挑选相应抗原为阴性的供者血液进行配血。例如，经鉴定发现患者存在抗E，应对库存血中与患者ABO/RhD血型相同的血液进行RhE抗原检测，挑选RhE（-）红细胞成分进行交叉配血，避免盲配。

3.Rh相容性输血　需进行Rh相容性输血时，应对患者进行

RhC、c、E、e 血型检测。是否需对供者进行 Rh 血型检测，取决于采供血机构。深圳市血液中心已对供者进行了 Rh 血型检测，发血信息已包含 Rh 鉴定结果，输血科无须再次检测。深圳市其他采供血机构不对供者进行 Rh 血型检测，需由输血科完成供者 Rh 血型的检测。如何根据患者 Rh 鉴定结果来选择适合的供者，可参考深圳市医师协会团体标准 T/SZSMA 004—2022《深圳市医疗机构输血免疫学检测技术规范》推荐的原则进行筛选（表2-34）。

表2-34 患者与供者之间 Rh 相容性原则

患者 Rh 表型	供者 Rh 表型选择		
	首选		次选
	同型	相容	cE、Ce、ce 或 CE 同型
CCee	CCee		Ccee、ccee
CcEe	CcEe	CCee、CcEe、Ccee、ccEE、ccEe、 CCEe、ccee、CcEE、CCEE	
Ccee	Ccee	CCee、ccee	CCEe
ccEE	ccEE		CcEE、ccEe
ccEe	ccEe	ccEE、ccee	CcEE、Ccee
CCEe	CCEe	CCee、CCEE	Ccee
ccee	ccee		Ccee
CcEE	CcEE	ccEE、CCEE	ccEe、CCEe
CCEE	CCEE		CcEE、CCEe

四、临床实验室RhD血型检测依据、范围与收费标准

（一）检测依据与范围

根据《临床输血技术规范》、WS/T 794—2022《输血相容性检测标准》的要求，应对患者进行RhD血型检测，具体内容如下。

1. 患者 输血患者及潜在输血患者入院后应进行RhD血型检测，输血前应对交叉配血样本RhD血型进行复核。急诊患者可不进行RhD血型检测。

Rh相容性输血时，应对患者进行Rh血型其他抗原鉴定。

2. 供者 供血者血液成分无须进行RhD血型复核，必要时可对RhD（-）供者进行确认。

Rh相容性输血时，是否对供者进行Rh血型其他抗原鉴定，取决于采供血机构提供的检测信息中是否包含Rh定型结果。若已提供Rh分型结果，则不宜再次检测；若未提供，输血科应对供者进行Rh血型其他抗原鉴定。

（二）收费标准

依据《深圳市非营利性医疗机构医疗服务价格》对上述检测项目进行收费，目前收费标准见表2-35。

表2-35 RhD血型检测收费标准

编码	项目名称	项目内涵	计价单位	政府指导价格（元）			
				第一档	第二档	第三档	第四档
260000004	Rh血型鉴定	指仅鉴定RhD，不查其他抗原	次	7.0	6.7	6.3	5.6
260000004-1	微柱凝集法		次	30.0	28.5	27.0	24.0
260000005	Rh血型其他抗原鉴定	含Rh亚型血型的（C、c、E、e）抗原抗原鉴定	每个抗原	18.0	17.1	16.2	14.4
260000005-1	微柱凝集法		每个抗原	30.0	28.5	27.0	24.0
260000015	Rh阴性确诊实验		次	45.0	42.8	40.5	36.0
250202035	间接抗人球蛋白实验		项	12.0	11.4	10.8	9.6

注：项目内涵：用于规范项目的服务范围、内容、方式和手段。项目内涵使用"含""指""不含"三个专用名词界定：

指：在"指"后面所列的内容，指完成该诊疗项目的不同方法，或该诊疗项目的适用范围。如无特别说明，不得重复计费。

含：表示在医疗服务项目中应当提供的服务内容，这些服务内容不得单独分解收费，但在特殊情况下，由于患者病情需要只提供其中部分服务内容，也按此项标准计价。

五、实操训练

（一）目的要求

（1）掌握试管法、微柱法检测Rh抗原的实验方法。

（2）掌握自身对照阳性样本的Rh抗原检测方法。

（3）掌握正常样本试管法Rh抗原凝集强度。

（4）掌握RhD（-）样本使用IAT进行确认的实验方法。

（5）掌握RhD（-）样本使用吸收放散法进行检测的实验方法。

（二）样本制作与检测方法训练

1.正常样本

（1）目的：掌握RhD抗原检测的指示细胞设置、凝集强度判断标准、正常的凝集强度、结果判断的方法。

（2）样本选取：挑选RhD（+）及RhD（-）样本各1份，进行RhD抗原检测。

（3）检测：使用试管法、微柱法对以上样本进行检测，并按表2-32、表2-33判断标准发放检测报告。

2.自身对照阳性样本

（1）目的：掌握干扰物质的去除方法。

（2）样本制作：挑选1份RhD（-）/M（+）全血样本，取1ml加至洁净试管中。离心后，去除血浆，加入1滴IgM型抗M。充分混匀，配成3%红细胞生理盐水悬液。

（3）检测方法：使用试管法进行检测。实验管与自身对照均为阳性。使用温盐水洗涤3～5次，再行检测，自身对照仍为阳性。使用热放散法处理后，再行检测。

■ 思考题

1.患者样本是否需进行RhD（-）确认？

2.什么情况下才会使用能检出RhD变异型的血型定型试剂？

3.临床实验室检测Rh血型抗原的目的是什么？

4.实现Rh相容性输血，输血科应具备哪些条件？

第三节 其他血型检测

其他血型检测是指使用血清学方法对ABO、Rh血型系统以外的其他血型系统抗原进行检测。

一、其他血型检测的必要性

（一）检测目的与检测对象

输血科对其他血型检测的目的只有一个：为安全输血服务。遵循的基本原则也只有一个：输注异体血液成分时，要保证抗原、抗体永不相遇。

不规则抗体筛查结果为阳性时，提示患者样本中存在不规则抗体。要达到"抗原、抗体永不相遇"的安全输血基本要求，必须弄清不规则抗体究竟针对的是哪种红细胞抗原，这就需要对不规则抗体特异性进行鉴定。

鉴定出特异性后，需分别对患者、供者相应抗原进行检测。两者的意义并不相同，前者是为了验证特异性鉴定结果的合理性，后者是为了达到"抗原、抗体永不相遇"的基本要求，而去寻找相应抗原阴性的供者红细胞成分，然后进行交叉配血以避免盲配带来的风险。

（二）盲配的风险

所谓盲配就是不进行不规则抗体检测，或不依据不规则抗体特异性而筛选相应抗原阴性的供者红细胞成分，而直接进行的交叉配血（图 2-7）。

盲配相合的交叉配血有可能是因抗原抗体反应漏检而导致的假相合，临床输血存在一定风险。比如，当患者存在不规则抗体时，交叉配血所用方法灵敏度不高、供者红细胞相应抗原为杂合子、不规则抗体效价衰减而又未参考以往特异性鉴定结果等，均可导致盲配相合，输血后出现溶血性输血反应。

通过以上分析可以看出，临床常规设置的不规则抗体筛查项目就是为筛选供者服务的。如果只做不规则抗体筛查，而不进行特异性鉴定并据此筛选相应抗原阴性的供者红细胞成分，那么不规则抗体筛查就失去了其检测的意义，与不进行不规则抗体筛查而直接盲配的方法无任何差别（图 2-7）。

受诸多因素限制，许多医疗机构输血科并未开展不规则抗体特异性鉴定及其他血型抗原检测。建议输血科应开展以上检测项目，从技术的角度将输血风险降至最低。暂时无法开展以上检测项目的输血科，遇到患者样本不规则抗体筛查呈阳性结果时，在

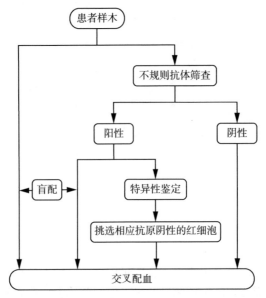

图 2-7 不规则抗体检测在交叉配血中的作用示意图

排除干扰因素引起的假阳性反应后，宜送至当地采供血机构血型参比实验室进行不规则抗体特异性鉴定，并挑选适合的供者红细胞成分进行交叉配血。

二、检测方法

（一）抗体性质与检测方法

其他血型抗原的检测方法与所用试剂紧密相关。目前市售的其他血型抗原定型试剂以IgM型抗体为主，少数为IgG型抗体。使用IgM型定型抗体进行抗原检测时，可采用直接凝集法，而使用IgG型定型抗体时则应采用IAT法。

（二）结果判断

其他血型抗原检测的目的是为筛选适合供者红细胞成分做准备，所以只需鉴定出红细胞是否表达目标抗原即可。判断检测结果时，只需区分阴、阳性反应而无须在意凝集反应的强弱。

三、定型试剂

（一）试剂种类

输血科应准备临床意义显著的血型系统定型试剂，如MNS、Lewis、Kidd、Diego、Duffy等血型系统抗原定型抗体。

（二）抗体标化

抗体标化是对抗体试剂进行倍比稀释，以达到灵敏度最高的检测效果。稀释标准是出现＋＋＋＋时的最大稀释倍数。宜使用抗体稀释液对抗体进行稀释，以保证稀释后抗体保持稳定。短时间内能够全部用完时，也可用生理盐水进行稀释。标化后的抗体保存期不应超过试剂原有保存期。

1.IgM型抗体标化

（1）设备与材料

1）设备：血清学离心机、玻璃试管。

2）试剂：血型定型抗体试剂。

3）样本：相应抗原阳性的3%红细胞生理盐水悬液。

（2）标化方法

1）取5支洁净试管，依次标明2、4、8、16、32。每支试管中加入0.1ml抗体稀释液（或生理盐水）。

2）在第1管中加入0.1ml抗体试剂，混匀后吸出0.1ml加至第2管中，以此类推。

3）各管中加入1滴相应抗原阳性的3%红细胞生理盐水悬液，1000×g，离心15s。取出后观察凝集情况。

（3）稀释倍数的确定　红细胞凝集强度呈"＋＋＋＋"的最高稀释度为抗体标化所需的稀释倍数。

2.IgG型抗体标化

（1）设备与材料

1）设备：血清学离心机、水浴箱、玻璃试管。

2）试剂：血型定型抗体试剂、AHG试剂。

3）样本：相应抗原阳性的3%红细胞LISS悬液。

（2）标化方法

1）取5支洁净试管，依次标明2、4、8、16、32。每支试管中加入0.1ml抗体稀释液（或生理盐水）。

2）在第1管中加入0.1ml抗体试剂，混匀后吸出0.1ml加入第2管中，以此类推。

3）各管中加入1滴相应抗原阳性的3%红细胞LISS悬液，37℃孵育15min。

4）加入大量生理盐水，洗涤3次。最后一次用吸水纸吸去管口残余液体。

5）加入2滴AHG试剂，1000×g，离心15s。取出后观察凝集情况。

（3）稀释倍数的确定：红细胞凝集强度呈"＋＋＋＋"的最高稀释度为抗体标化所需的稀释倍数。

四、临床实验室其他血型检测依据、范围与收费标准

（一）检测依据与范围

根据《输血相容性检测标准》（WS/T 794—2022）的要求，应对其他血型抗原进行检测，具体内容如下：

1. 患者　鉴定出不规则抗体特异性后，应对患者红细胞相应抗原进行检测。

2. 供者　根据患者不规则抗体特异性，对供者红细胞相应抗原进行检测，以便筛选出相应抗原阴性的红细胞成分。

（二）收费标准

依据《深圳市非营利性医疗机构医疗服务价格》对上述检测项目进行收费，目前收费标准见表2-36。

表2-36　其他血型抗原检测收费标准

编码	项目名称	项目内涵	计价单位	政府指导价格（元）			
				第一档	第二档	第三档	第四档
260000006	特殊血型抗原鉴定	包括以下特殊血型抗原鉴定：P血型、Ii血型、Lewis血型、MNSs血型、Lutheran血型、Kell血型、Duffy血型、Kidd血型、Diego血型、Auberger血型、Sid血型、Colton血型、Yet血型、Dombrock血型、Vel血型、Scianna血型、Xg血型、Gerbich血型、Wright血型、Stoltzfus血型等	每个抗原	46.0	43.7	41.4	36.8
260000006*1	特殊血型抗原鉴定（P血型）		每个抗原	46.0	43.7	41.4	36.8
260000006*2	特殊血型抗原鉴定（Ii血型）		每个抗原	46.0	43.7	41.4	36.8
260000006*3	特殊血型抗原鉴定（Lewis血型）		每个抗原	46.0	43.7	41.4	36.8

续表

编码	项目名称	项目内涵	计价单位	政府指导价格（元）			
				第一档	第二档	第三档	第四档
260000006*4	特殊血型抗原鉴定（MNSs血型）		每个抗原	46.0	43.7	41.4	36.8
260000006*5	特殊血型抗原鉴定（Lutheran血型）		每个抗原	46.0	43.7	41.4	36.8
260000006*6	特殊血型抗原鉴定（Kell血型）		每个抗原	46.0	43.7	41.4	36.8
260000006*7	特殊血型抗原鉴定（Duffy血型）		每个抗原	46.0	43.7	41.4	36.8
260000006*8	特殊血型抗原鉴定（Kidd血型）		每个抗原	46.0	43.7	41.4	36.8
260000006*9	特殊血型抗原鉴定（Diego血型）		每个抗原	46.0	43.7	41.4	36.8
260000006*10	特殊血型抗原鉴定（Auberger血型）		每个抗原	46.0	43.7	41.4	36.8

续表

编码	项目名称	项目内涵	计价单位	政府指导价格（元）			
				第一档	第二档	第三档	第四档
260000006*11	特殊血型抗原鉴定（Sid血型）		每个抗原	46.0	43.7	41.4	36.8
260000006*12	特殊血型抗原鉴定（Colton血型）		每个抗原	46.0	43.7	41.4	36.8
260000006*13	特殊血型抗原鉴定（Yt血型）		每个抗原	46.0	43.7	41.4	36.8
260000006*14	特殊血型抗原鉴定（Dombrock血型）		每个抗原	46.0	43.7	41.4	36.8
260000006*15	特殊血型抗原鉴定（Vel血型）		每个抗原	46.0	43.7	41.4	36.8
260000006*16	特殊血型抗原鉴定（Scianna血型）		每个抗原	46.0	43.7	41.4	36.8
260000006*17	特殊血型抗原鉴定（Xg血型）		每个抗原	46.0	43.7	41.4	36.8

编码	项目名称	项目内涵	计价单位	政府指导价格（元）			
				第一档	第二档	第三档	第四档
260000006*18	特殊抗原鉴定血型（Gerbich血型）		每个抗原	46.0	43.7	41.4	36.8
260000006*19	特殊血型抗原鉴定（Wright血型）		每个抗原	46.0	43.7	41.4	36.8
260000006*20	特殊血型抗原鉴定（Stoltzfus血型）		每个抗原	46.0	43.7	41.4	36.8

■ **思考题**

1.其他血型检测的目的是什么，实验室应做好哪些准备？

2.抗体标化有何意义，标化的标准是什么？

参 考 文 献

［1］李善友. 第一性原理. 北京：人民邮电出版社，2021.

［2］Landsteiner K. Zur kenntnis der antifermentativen, lytischen und agglutinierenden wirkungendes des blutserums und der lymphe. Zentralbl Bakteriol，1900，27：357-363.

［3］von Decastello A, Stürli A. Über die isoagglutinie im serum gesunder und kranker menschen. München Med Wchnschr，1902，26：1090-

1095.

［4］Bahram HM. Genetic characterisation of human ABO blood group vari-ants with a focus on subgroups and hybrid alleles. Lund：Media Tryck，2007：11.

［5］官大威. 法医学辞典. 北京：化学工业出版社，2009.

［6］川畑絹代. 輸血・移植検査技術教本. 東京都：丸善出版，2016：4.

［7］张印则，孟庆宝，杨宝成. 临床输血理论与实践. 北京：人民卫生出版社，2012：11-19.

［8］王中英，刘曦，蔡茵，等. 无偿献血者人群中ABO亚型漏检及人群频率研究. 中国输血杂志，2019，32（11）：1113-1116.

［9］刘郁. 邢台地区无偿献血人群ABO亚型分布及结果分析. 现代检验医学杂志，2015，30（3）：120-125.

［10］许志远，王涛. 北京地区献血人群ABO亚型研究. 北京医学，2013，35（8）：712-714.

［11］von Dungern E，Hirszfeld L. Über gruppenspezifische strukturen des Blutes. III. Z ImmunForsch，1911，8：526-562.

［12］Landsteiner K，Levine P. On the inheritance and racial distribution of agglutinable properties of human blood. J Immunol，1930，18：87-94.

［13］Coombs RR，Mourant AE，Race RR. A new test for the detection of weak and incomplete Rh agglutinins. Br J Exp Pathol，1945，26：255-266.

［14］AABB. Technical Manual. 18th ed. Bethesda：AABB Press，2014.

［15］. 15. Taylor GL，Race RR，Prior AM，et al. Frequency of the iso-ag-glutinin α1 in the serum of the subgroups A_2 and A_2B. J Path Bact，1942，54：514-516.

［16］Juel E. Anti-A agglutinins in sera from A_2B individuals. Acta Path Mi-crobiol Scand，1959，46：91-95.

［17］Marion E Reid，Christine Lomas-rancis，Martin L Olsson. The blood group systems and antigens. Chapter 2，The Blood Group Antigen FactsBook. 3rd ed. San Diego：Academic Press，2012：50.

［18］尚红，王毓三，申子瑜. 全国临床检验操作规程. 4版. 北京：人民

卫生出版社，2015：125.

［19］Thongbut J，Kerdpin U，Sakuldamronpanich T，et al. RHD-specific microRNA for regulation of the DEL blood group：integration of computational and experimental approaches. Br J Biomed Sci，2017，74（4）：181-186.

［20］深圳市医师协会. Rh血型相容性输血指南（试行）（深医协2021年12号），2021.

［21］深圳市医师协会. 深圳市医疗机构输血免疫学检测技术规范（T/SZS-MA 004—2022），2022.

第三章　不规则抗体检测

　　不规则抗体检测本质上是血型检测的延伸。目前已发现46个红细胞血型系统，近400种抗原。输血前仅常规检测ABO血型及RhD抗原，其他血型不合同样会引起溶血性输血反应。为弥补常规血型检测覆盖面过窄的不足，设计出了不规则抗体检测，其目的是发现ABO/RhD以外血型不合引发的输血风险，要达到的效果是准确知晓哪种血型不合，避免溶血反应的方法是通过相应抗原检测，筛选出适合的供者红细胞成分，所以不规则抗体检测的技术路线可以总结如下（图3-1）。

　　图3-1所示的"不规则抗体筛查、特异性鉴定、供者血型检测、交叉配血"，构成了一个逻辑严谨、完整严密的工作链，缺乏其中任意一环，都不可能达到预期目的。由此可见，不规则抗体检测是发现血型不合的技术手段，最终还要落实到血型检测、

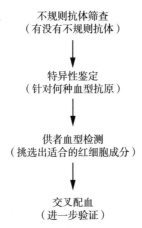

图3-1　不规则抗体检测技术路线

供者筛选上。若达不到这一最终目标，不规则抗体的检测就会变得毫无意义（图2-7）。从这个角度讲，保证输血安全的工作只有一项，那就是检测血型，提供同型或相容的红细胞成分。不规则抗体检测可以间接发现血型不合，然后再根据不规则抗体检测提供的线索，对供者红细胞进行相应抗原检测，挑选出同型或相容的红细胞成分。

第一节 开展不规则抗体检测的实验室条件

不规则抗体检测分两步完成，首先进行不规则抗体筛查，发现存在不规则抗体后，再对其特异性进行鉴定。之所以分两步完成，主要出于对费效比的考虑。

不规则抗体筛查，英文名是irregular antibody screening，其中screening（筛查）的含义是testing objects or persons in order to identify those with particular characteristics（对物品或人员进行检测，以识别出他们所具备的某种特定特征）。在我国，"筛查"的概念出自《全科医学与社区卫生名词》，其定义是：应用快速、简便的检验、检查手段，从表面健康者中查出可能患病者，以便进一步诊治的过程。这个概念是强调不规则抗体筛查仅能起到发现样本中可能存在不规则抗体的作用，但做不到直接判断样本中不规则抗体的特异性。虽然不规则抗体筛查红细胞试剂（简称抗筛细胞）也附有抗原谱，但太过粗略，起不到准确定性的作用。确定不规则抗体的特异性，需使用谱红细胞对其进行鉴定。

不规则抗体的分步检测所要回答的问题完全不同，不规则抗体筛查所要回答的问题是样本中有没有不规则抗体，而特异性鉴定则要回答不规则抗体的特异性是什么。只有得到精准答案，才能指导下一步行动，以便使用针对不规则抗体特异性的血型定型试剂，为患者筛选出相应抗原阴性的红细胞成分。

一、检测细胞

进行完整的不规则抗体检测，需要实验室备有抗筛细胞及谱红细胞，两者相辅相成，缺一不可。

（一）抗筛细胞

实验室在选择抗筛细胞时，应注意以下技术细节。

1.抗原覆盖程度　不同厂家生产的抗筛细胞，3份O型红细胞的抗原配伍并不相同。应选择抗原覆盖面广、能检出当地人群常见不规则抗体的抗筛细胞。比如，抗Mur在东南沿海地区人群中较为常见，而在内陆地区少见，所以内陆地区的输血科在选择抗筛细胞时，可以不考虑是否有Mur（＋）红细胞，而深圳地区则必须考虑。

2.剂量效应　《法医学辞典》中的定义为"在法医物证学中，剂量效应特指红细胞的被凝集性与基因型有密切关系，如纯合子NN的被凝集性比杂合子MN强，这种因纯合子、杂合子不同表现出红细胞被凝集性有强弱之分的现象称剂量效应。"从中可以提炼出一个指导实践的重要原则———定要选择纯合子细胞。

呈共现性表达的血型抗原都具有剂量效应，例如RhE/e、RhC/c、M/N、Le^a/Le^b、Jk^a/Jk^b、Fy^a/Fy^b、Di^a/Di^b等。在选择试剂红细胞时，RhEE、RhCC、MM之类的纯合子细胞为最佳，但实际中却很难做到，尤其谱红细胞要做到每种抗原都是纯合子几乎不可能。实用的做法是，以不漏检当地出现频率高的不规则抗体为原则，选择相应抗原为纯合子的试剂细胞。比如，抗E在临床样本中出现频率较高，检测细胞中应包含RhEE纯合子红细胞，若选用RhEe杂合子红细胞，低效价抗体就有可能漏检。

不建议实验室自制不规则抗体检测试剂红细胞，做到抗原既是纯合子，又能形成很好的抗原配伍需要丰富的红细胞资源，并投入大量的人力、物力，一般输血科无法胜任。另外，不能为了节约成本，将3支筛查红细胞合成1支使用，灵敏度会大大降低，必然导致低效价抗体漏检，会给后续交叉配血带来麻烦，得不偿失。

3.对检测体系的干扰　不同厂家生产的红细胞试剂保存液成分存在差异，使用不同的检测体系得到的结果也不相同。目前在深圳地区，微柱法是主流检测方法，保存液会对检测结果造成一定影响，干扰结果的判断。在选择红细胞试剂时，这一因素也需考虑在内，应选择与微柱法匹配较好的试剂红细胞。

（二）谱红细胞

谱红细胞的选择原则与以上介绍的抗筛试剂红细胞相同，但需注意的是，任何一套谱红细胞都存在抗原配伍不全的通病，宜同时备有两套不同厂家生产的谱红细胞。

二、其他血型定型抗体

其他血型定型抗体是指ABO/RhD以外的血型定型抗体，如抗C、抗c、抗E、抗e、抗M、抗N、抗Le^a、抗Le^b、抗Jk^a、抗Jk^b、抗H、抗Di^a、抗Wr^a、抗S、抗s等定型抗体。

不规则抗体检测的最终目的是要筛选出与患者血型相同或相容的红细胞成分，当鉴定出不规则抗体特异性后，就需要使用相应的定型抗体检测供者红细胞的相应抗原，并挑选出相应抗原阴性的红细胞成分进行交叉配血。例如，经鉴定，不规则抗体特异性为抗Le^a，则需使用抗Le^a定型抗体试剂检测

供者红细胞 Le^a 抗原，并挑选 Le（a-）的红细胞成分进行交叉配血。

输血科只有具备了以上基础条件，才能真正完成不规则抗体的检测工作。缺乏谱红细胞、其他血型定型抗体，不规则抗体检测只能流于形式，与盲配的效果毫无区别。以下例子是笔者实验室进行的一项比对：

某患者，女，80岁，因贫血申请输注去白细胞悬浮红细胞4U。输血前检查结果为：O/RhD（＋）；不规则抗体筛查 LISS-IAT-Gel 法检测结果为弱阳性，盐水试管法及 LISS-IAT-试管法复核均为弱阳性。经鉴定，不规则抗体特异性为抗M。使用抗M定型试剂对患者M抗原进行检测，结果为M（－）。挑选6袋红细胞成分，使用 LISS-IAT-Gel 法进行盲配，结果见表3-1。

表3-1　盲配结果

血液成分	位置号	血型	配血结果		可输血液
			主侧	次侧	
去白细胞悬浮红细胞	317	O/RhD（＋）	不合	相合	
去白细胞悬浮红细胞	318	O/RhD（＋）	相合	相合	✓
去白细胞悬浮红细胞	319	O/RhD（＋）	不合	相合	
去白细胞悬浮红细胞	320	O/RhD（＋）	相合	相合	✓
去白细胞悬浮红细胞	321	O/RhD（＋）	不合	相合	
去白细胞悬浮红细胞	322	O/RhD（＋）	相合	相合	✓

根据盲配结果，患者可以输注318、320、322号红细胞成分。其背后的逻辑是，患者血浆中存在抗M，如果供者红细胞是M（＋），那么主侧配血就不会相合。现在这三袋血配血结果都相

合，那么供者M抗原必然都是阴性，所以患者输血也一定安全。但对供者进行M抗原检测后，却是另外一番景象（表3-2）。

表3-2　盲配的风险

血液成分	位置号	血型	配血结果		可输血液
			主侧	次侧	
去白细胞悬浮红细胞	317	O/RhD（＋）/M（＋）	不合	相合	
去白细胞悬浮红细胞	318	O/RhD（＋）/M（－）	相合	相合	√
去白细胞悬浮红细胞	319	O/RhD（＋）/M（＋）	不合	相合	
去白细胞悬浮红细胞	320	O/RhD（＋）/M（＋）	相合	相合	×
去白细胞悬浮红细胞	321	O/RhD（＋）/M（＋）	不合	相合	
去白细胞悬浮红细胞	322	O/RhD（＋）/M（－）	相合	相合	√

　　配血相合的320号红细胞成分居然是M（＋）。抗筛实验是在37℃下进行的，结果为弱阳性，意味着输入M（＋）红细胞成分必然会引起溶血性输血反应。为什么320号主侧配血相合，而其他M（＋）红细胞成分却不合呢？应该是由剂量效应引起的，为验证这个推断，对317、319、320、321号红细胞N抗原进行检测。结果显示，除320号外，其他均为MM纯合子，只有320号为MN杂合子。

　　本案例提醒我们，为了保障患者输血安全，不能仅停留在盲配水平。应按不规则抗体检测的完整技术路线，真正完成全部检测内容。

第二节　不规则抗体检测流程

一、检测方法

目前深圳市临床进行不规则抗体筛查常用方法主要有LISS-IAT-Gel法、聚凝胺法及LISS-IAT-试管法。

LISS-IAT-Gel法灵敏度高，结果客观，易于观察，可实现高通量自动化检测，但其缺点也非常明显，不具备排除干扰的能力，易出现假阳性结果。聚凝胺法灵敏度较低易造成漏检，而且不能改变实验条件，不具备排除干扰的能力，常规检测不建议使用此法。LISS-IAT-试管法是经典方法，灵敏度高，准确性强，但需手工操作，适用于疑难问题的解决。

按照不规则抗体检测的要求（图3-1），出现阳性结果时，应进行特异性鉴定。需要注意的是，由于LISS-IAT-Gel法灵敏度高且不具备排除干扰的能力，阳性结果往往是由干扰物质引起的。许多工作人员一遇到阳性结果，第一反应就是有不规则抗体，然后匆匆忙忙地就去鉴定特异性。这是错误的认知与做法，临床样本都来自患者，疾病、用药等因素可对不规则抗体检测造成干扰。由干扰物质引起的假阳性结果远高于由不规则抗体引起的阳性反应。应用LISS-IAT-Gel法进行检测时，阳性结果只是起提示作用，在进行特异性鉴定前，应先使用经典试管法排除干扰物质引起的假阳性（图3-2）。确认为真阳性后，再进行较为复杂的特异性鉴定，以免做无用功。

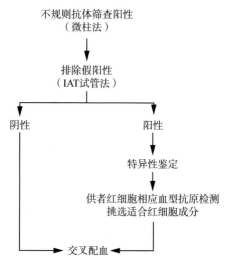

图3-2 微柱法不规则抗体检测技术路线

（一）聚凝胺法

1.检测原理　聚凝胺可中和红细胞表面携带的负电荷，促进红细胞聚集。加入重悬液后可恢复红细胞电性，非特异性聚集可重新散开，而抗原抗体反应引起的凝集却无法散开。

2.技术特点与适用范围　操作简便、快速，但对Kell血型系统抗体不敏感，且易漏检弱抗原抗体反应。适用于不规则抗体快速检测及急诊配血。

3.设备与材料　血清学离心机、显微镜、玻璃试管、聚凝胺试剂盒、不规则抗体筛查红细胞试剂、EDTA抗凝待检全血样本。

4.操作步骤

（1）取3支洁净试管，标明1、2、3号，分别加入1滴对应的Ⅰ、Ⅱ、Ⅲ号抗体筛查红细胞试剂。各管中加入2滴样本血浆、0.6ml LISS液。混匀，室温孵育30～60s。

（2）加入2滴聚凝胺试剂，1000×g，离心15s，弃去上清液。无须沥干，使试管底部残留约0.1ml液体。

（3）轻摇试管，观察有无凝集，观察时不可使红细胞完全悬浮。若无凝集，则需重做。若有凝集可继续进行以下操作。

（4）加入2滴重悬液，轻摇试管，1min内观察结果。

5.结果判断　出现溶血或凝集为阳性。无溶血且无凝集为阴性。

6.注意事项

（1）使用市售聚凝胺试剂盒时，实验操作以试剂盒说明书为准。

（2）肉眼观察结果为阴性时，应在显微镜下进行确认。

（3）某些药物（如肝素、酚磺乙胺、右旋糖酐等）会干扰实验结果，导致假阴性结果。肝素会中和聚凝胺的凝集作用，应避免使用肝素抗凝样本。

（4）血浆蛋白异常可导致假阳性结果，应使用IAT-试管法进行检测。

（5）部分血浆样本会有纤维蛋白析出，对实验结果造成影响。应先处理样本后再进行检测。

（6）聚凝胺法不适用于Kell血型系统抗体及其他弱抗原抗体反应的检测。

（二）微柱法

1.检测原理　同血型检测微柱法。

2.技术特点与适用范围　同血型检测微柱法。

3.设备与材料　卡式离心机、抗球蛋白检测卡、EDTA抗凝待检全血样本。

4.操作步骤　严格按试剂盒操作说明进行。

5.结果判断　同血型检测微柱法。

6.注意事项　微柱法不具备排除干扰的能力，当检测结果异常时，应使用试管法排除干扰因素，并以试管法结果为准。

（三）试管法

在不规则抗体检测中，使用频率较高的试管法有3个：盐水-试管法、盐水-IAT-试管法、LISS-IAT-试管法。盐水-试管法用于IgM型不规则抗体的检测，盐水-IAT-试管法及LISS-IAT-试管法用于IgG型不规则抗体的检测，两者的区别是孵育时间不同，前者需孵育30min，后者只需15min。

除以上几种常用方法外，有时还会用到灵敏度高的PEG-IAT-试管法，多用于弱抗体的检测及溶血性输血反应的原因调查。

1. 盐水-试管法

（1）检测原理：IgM型抗体及部分具有盐水反应性的IgG型抗体在盐水（或血浆）介质中与红细胞相应抗原结合，离心后呈肉眼可见的凝集反应。

（2）技术特点与适用范围：方法简单，快速。适用于IgM型抗体及具有盐水反应性的IgG型抗体筛查、特异性鉴定，以及急诊、AIHA患者的交叉配血。

（3）设备与材料：血清学离心机、显微镜、玻璃试管、不规则抗体筛查红细胞试剂、EDTA抗凝待检全血样本。

（4）操作步骤

1）取3支洁净试管，标明1、2、3号，分别加入1滴对应的Ⅰ、Ⅱ、Ⅲ号抗体筛查红细胞试剂及2滴样本血浆。

2）$1000 \times g$，离心15s，观察结果。

（5）结果判断：出现溶血或凝集为阳性；无溶血，无凝集为阴性。

（6）注意事项：肉眼观察结果为阴性时，应在显微镜下进行确认。

2. 盐水-IAT-试管法

（1）检测原理：在盐水介质中，IAT法可检出IgG型抗体。

（2）适用范围：适用于抗体筛查、特异性鉴定及常规交叉配血。

（3）设备与材料：血清学离心机、显微镜、玻璃试管、不规则抗体筛查红细胞试剂、AHG试剂、EDTA抗凝待检全血样本。

（4）操作步骤

1）取3支洁净试管，标明1、2、3号，分别加入1滴对应的Ⅰ、Ⅱ、Ⅲ号抗休筛查红细胞试剂及2滴样本血浆。

2）37℃孵育30min。1000×g，离心1min，弃去上清液，用生理盐水洗涤3次（1000×g，离心1min）。最后一次离心后，弃去上清液，用吸水纸吸去管口残余液体。

3）加入2滴AHG试剂，1000×g，离心15s，观察结果。

（5）结果判断：出现溶血或凝集为阳性；无溶血且无凝集为阴性。

（6）注意事项

1）肉眼观察结果为阴性时，应在显微镜下进行确认。

2）第1步完成后，可离心检测是否存在IgM型抗体。若出现凝集，需排除干扰因素。若无凝集，可继续2）、3）步骤，检测样本中是否存在IgG型抗体。

3）必要时可使用IgG致敏红细胞作为阳性对照。

4）AHG实际使用量应按试剂盒要求加入。

3. LISS-IAT-试管法

（1）检测原理：检测原理与盐水-IAT法相同。使用LISS液可提高红细胞致敏效率，缩短孵育时间。

（2）适用范围：适用于抗体筛查、特异性鉴定，以及常规交叉配血。

（3）设备与材料：血清学离心机、显微镜、玻璃试管、不规则抗体筛查红细胞试剂、AHG试剂、LISS液、EDTA抗凝待检全血样本。

（4）操作步骤

1）取3支洁净试管，标明1、2、3号，分别加入1滴对应的

Ⅰ、Ⅱ、Ⅲ号抗体筛查红细胞试剂及2滴样本血浆、2滴LISS液。

2）37℃孵育15min。孵育完成后，1000×g，离心1min，弃去上清液，用生理盐水洗涤3次（1000×g，离心1min）。最后一次离心后，弃去上清液，用吸水纸吸去管口残余液体。

3）加入2滴AHG，1000×g，离心15s，观察结果。

（5）结果判断：出现溶血或凝集为阳性；无溶血且无凝集为阴性。

（6）注意事项

1）肉眼观察结果为阴性时，应在显微镜下进行确认。

2）必要时可使用IgG致敏红细胞作为阳性对照。

3）AHG实际使用量应按试剂盒要求加入。

4. PEG-IAT-试管法

（1）检测原理：PEG可提高红细胞致敏效率、反应灵敏度并缩短孵育时间。

（2）适用范围：适用于弱抗体的检测及溶血性输血反应的原因调查。

（3）设备与材料：血清学离心机、显微镜、玻璃试管、不规则抗体筛查红细胞试剂、单特异性AHG试剂、20% PEG溶液、EDTA抗凝待检全血样本。

（4）操作步骤

1）取3支洁净试管，标明1、2、3号，分别加入1滴对应的Ⅰ、Ⅱ、Ⅲ号抗体筛查红细胞试剂。各管中加入2滴样本血浆、4滴20% PEG溶液，混匀。

2）37℃孵育15min。

3）加入大量生理盐水，混匀，1000×g，离心1min，弃去上清液。重复洗涤3次，最后一次离心后，弃去上清液，用吸水纸吸去管口残余液体。

4）加入2滴单特异性AHG试剂，混匀。

5）1000×g，离心15s。观察结果。

（5）结果判断：出现溶血或凝集为阳性。无溶血且无凝集为阴性。

（6）注意事项

1）37℃孵育后不可直接离心，否则红细胞难以散开。

2）不可使用多特异性AHG。

3）肉眼观察结果为阴性时，应在显微镜下进行确认。

4）必要时可使用IgG致敏红细胞作为阳性对照。

5）AHG实际使用量应按试剂盒要求加入。

二、不规则抗体特异性鉴定

适用于不规则抗体筛查的实验方法，均适用于不规则抗体特异性鉴定。在鉴定过程中，需注意以下几个问题。

（一）样本处理

1.血液样本　临床常见的不规则抗体主要是IgM及IgG型抗体。IgM型抗体在盐水介质中即可检出，且不受IgG型抗体的干扰。多数IgG型抗体需使用IAT法进行检测，有时IgM型抗体会对IAT法产生干扰，如可在37℃条件下发生反应的宽温度反应性IgM抗体。怀疑IAT法实验结果受到IgM抗体干扰时，可使用0.01mol/L 二硫苏糖醇（DTT）对样本进行处理，破坏IgM抗体后再进行检测。需要注意的是，样本会因处理而稀释，易导致低效价抗体漏检。处理方法及注意事项如下：

（1）处理方法：在洁净试管中加入1ml样本血浆、1ml 0.01mol/L DTT，混匀。37℃孵育30 ～ 60min。

使用盐水-试管法进行检测，结果均为阴性表明IgM抗体已灭活，可用于IgG抗体的检测，否则需重新灭活。

（2）注意事项

1）可用0.1mol/L　2-ME代替0.01mol/L DTT。

2）孵育时间过长或DTT浓度过高，可导致血浆蛋白变性，使血浆呈凝胶状。

3）处理后血浆与红细胞试剂的加样体积比为4∶1，即加入4滴处理后血浆及1滴红细胞试剂。

4）本法对Kell血型系统抗体不敏感，且易漏检弱抗原抗体反应。

2.放散液　在临床实际工作中，常规配血使用血浆样本即可，放散法常用于发生溶血性输血反应患者的原因调查。当血浆样本查不出不规则抗体，但仍怀疑不规则抗体漏检时，才会使用放散液样本再行检测。

放散法可起到浓缩抗体的作用，对患者红细胞进行放散处理，以放散液为样本再行检测，可提高检出不规则抗体的灵敏度。放散方法众多，在选择方法时应以实验目的为导向。此时的检测目的是要检出不规则抗体，所以要选择放散效率高的实验方法，而无须考虑在放散过程中患者红细胞是否会遭到破坏。不推荐热放散法，宜使用酸放散法。热放散适于IgM型抗体的放散，对于IgG型抗体放散效率较低。购买市售酸放散试剂，不仅来源方便，而且操作简单、用时短、放散效率高。具体的实验操作，可按试剂盒说明书进行。

（二）自身对照

在进行不规则抗体特异性鉴定时，通常情况下无须设置自身对照。但当谱红细胞反应格局出现全凝集时，需设置自身对照来鉴别凝集现象是由不规则抗体引起，还是由干扰物质引起。临床样本常见的干扰物质主要有自身抗体、冷抗体、单克隆抗体药物等。

自身对照的反应体系应与谱红细胞检测体系保持一致，即在自身红细胞悬液中加入自身血浆，两者体积比通常为 1∶2。检测弱抗体时，比例可提高至 1∶10。

（三）反应格局的判断

在培训中发现，许多人对这部分内容都觉得非常陌生。出现这种情况是有原因的，一是许多医院不开展不规则抗体特异性鉴定，没有接触过这方面的实际工作；二是即便想学也无从学起。在专业书籍中，除了《红细胞血型原理与检测策略》（第3版）一书中对不规则抗体特异性鉴定进行过技术细节上的介绍外，其他书籍基本见不到这部分内容的介绍。

不规则抗体特异性判断技术并不神秘，记住"阴排阴、阳交叉"的六字口诀，稍加训练都能学会（具体内容详见《红细胞血型原理与检测策略（第3版）》。但对于较复杂的多重抗体特异性判断，需要有丰富的实践经验及检测资源，对于不是经常接触这方面工作的输血科工作人员的确有不小的难度。摆在我们面前的现实问题是，输血科工作人员应该掌握到什么程度？

回答这一问题，还是要回到输血科的定位上来。输血科是解决临床实际问题的科室，要做的是及时提供安全的红细胞成分，而做到这一点却受血液库存量的限制。多数医院输血科红细胞库存量并不大，这就限制了找到适合红细胞成分的自由度。对于常见的单特异性不规则抗体，ABO单一血型库存量在10袋以上的医院基本上都能找到相应抗原阴性的红细胞成分。比如，A型患者存在抗E，需要从A型库存血中找到RhE（-）的红细胞成分，而RhE（-）在人群中表现频率约为60%，有很大的概率能为患者挑选出适合的红细胞成分。对于针对不同血型系统的双特异性不规则抗体，找到相合红细胞成分的概率将大大降低。比如，A型患者存在抗E及抗M，而M（-）在人群中表现频率为15%～33%，那么找到A/RhE（-）/M（-）的概率就降至9%～20%

（60%×15%～60%×33%），这就要求库存量必须足够大才能做到。如果患者存在两种以上不规则抗体，对于多数输血科来说，很难找到相合的红细胞成分，只能是将患者样本送到血液资源丰富的当地采供血机构去寻找适合的供血者。

由此可见，输血科工作人员熟练掌握单、双特异性不规则抗体的鉴定，就可以满足实际工作的需要。更为复杂的多重抗体特异性鉴定，可以交由采供血机构来完成。此做法不仅能快速解决临床常见的存在单、双特异性不规则抗体患者的及时用血问题，而且大大降低了特异性鉴定难度。对于多数医院输血科工作人员来说，稍加训练就能达到这一要求。

三、干扰因素的排除

不规则抗体检测最终无非给出两种结果，要么阴性，要么阳性。在阴性结果中，也有两种可能：真阴性、假阴性。真阴性没什么好说的，假阴性却是无可奈何的事。受方法学灵敏度的限制，理论上任何实验方法都存在假阴性检测结果。研究显示，试管法、微柱法、流式细胞术检出限分别为单个红细胞结合300～500个、200～300个、30～40个IgG分子，低于检出限就会出现假阴性结果。实际工作中，输血科应尽可能地选择灵敏度高的实验方法。当怀疑实验结果为假阴性时，需采用其他技术手段来验证这一猜测，例如使用放散液、PEG法等。

在阳性结果中，同样有两种可能：真阳性及假阳性。真阳性结果可以指引我们按图3-1的方式完成整个检测流程，并为患者提供安全的红细胞成分。但假阳性结果会导致无法鉴定出抗体特异性，而且交叉配血时还会出现配血不合，不能为患者及时提供所需血液成分。面对这样的窘境，不同实验室会做出不一样的选择。降低实验方法的灵敏度，减少假阳性的出现，方便了自己，摆脱了困惑，但后果是给患者的输血安全带来隐患，显然与保障患者输血安全的目的相悖。

怎么做才能体现出输血人的神圣使命——保障患者输血安全呢?排在第一位的并不是技术,而是心理。首先要把追求假阴性的心理需求从你的潜意识里赶出去,不能为了自己方便、没有麻烦,而刻意选择灵敏度低的实验方法。更不能苛责伴随高灵敏度实验方法同时出现的假阳性率升高,就报怨这个试剂质量不过关,而是要学会如何鉴别假阳性。

临床常见的引起不规则抗体检测假阳性结果的原因主要有非特异性干扰、自身抗体及单克隆抗体药物。

(一)非特异性干扰

非特异性干扰在临床样本中最常见,如血浆蛋白异常、用药等非特异性黏附于红细胞表面的可被洗掉的物质。排除方法非常简单,使用需多次洗涤的LISS-IAT-试管法就可轻松排除此类干扰。

(二)自身抗体

自身抗体产生的干扰目前没有理想的排除办法。使用患者自身红细胞进行"放散-吸收-再放散"来去除自身抗体,完成这个实验需要抽大量的血,而患者贫血,故此实验临床难以执行。使用异体红细胞进行自身抗体的吸收又实在不可靠,你并不知道患者不规则抗体的特异性究竟是什么,也就无法决定选择何种血型的异体红细胞来做这个吸收实验。盲目使用异体红细胞进行自身抗体的吸收,很可能连同不规则抗体一起吸收,在临床同样行不通。

那应怎么办?更简单,不用排除。遇到自身免疫性溶血性贫血的患者,临床配血多按"最小不相容"的原则来处理,直接看配血结果就可以。但要记住,虽然不用排除,却要判断不规则抗体检测的全凝集结果是否由自身抗体引起,判断方法就是加做一个自身对照,如果自身红细胞与自身血浆呈凝集反应,即可初步判断为自身抗体,但还需要与能引起全凝集的其他因素进行鉴别,比如冷抗体、单克隆抗体药物等引起的全凝集。

(三)单克隆抗体药物

临床样本中含有抗CD38、抗CD47单克隆抗体药物可引起全凝集反应,对不规则抗体检测及交叉配血带来干扰。红细胞仅表达少量CD38抗原,但能大量表达CD47,表达数量的差异导致两者截然不同的处理方式。

1.抗CD38单克隆抗体药物 目前临床使用的抗CD38单克隆抗体药物主要有达雷妥尤单抗、达雷木单抗、菲泽妥单抗、艾沙妥昔单抗等。

实验室排除抗CD38单克隆抗体药物干扰的方法都是基于以下两点衍生出来的:红细胞仅表达少量CD38抗原;抗CD38单克隆抗体药物是IgG性质的抗体。红细胞表达CD38抗原太少,意味着吸收法无效,只能另想办法。根据以上两条提示,利用已掌握的知识,你能设计出哪些办法?

(1)抗原变性法:既然血浆中的抗CD38单克隆抗体药物无法去除,那就只能去除红细胞上的CD38抗原,由此演变出了抗原变性法。使用高浓度DTT处理不规则抗体筛查红细胞试剂,去除红细胞表面的CD38抗原。具体做法如下。

1)0.2mol/L DTT或6% AET配制。

① 0.2mol/L DTT配制:取3.08g固体二硫苏糖醇(DTT),溶于100ml PBS(0.16mol/L,pH 7.3)中。配制完成后分装保存,每支3ml,-20℃以下保存,保存期为6个月,使用前平衡至室温。

② 6% AET配制:将0.6g 2-氨基乙基异硫脲(AET)溶于

8ml蒸馏水中,用5mol/L NaOH调节pH至8.0。将溶液转移至10ml容量瓶中,用蒸馏水定容至10ml。

2)红细胞处理

①DTT处理红细胞

A.用PBS洗涤红细胞3次(1000×g,离心1min),末次离心1000×g,离心3～5min,弃去上清液,残余液体可用窄条吸水纸贴试管壁吸去,制成压积红细胞。

B.按压积红细胞∶DTT为1∶4体积比,将压积红细胞与DTT加至洁净试管中。37℃孵育30～45min,每隔5min混匀1次。

C.用PBS洗涤红细胞4次(1000×g,离心1min),末次离心1000×g,离心3～5min,弃去上清液,残余液体可用窄条吸水纸贴试管壁吸去,制成压积红细胞。配成2%～5%红细胞PBS悬液。

使用红细胞PBS悬液对样本血浆进行不规则抗体检测或交叉配血(交叉配血时,DTT的处理对象是供者红细胞)。

②AET处理红细胞

A.用PBS洗涤红细胞3次(1000×g,离心1min),末次离心1000×g,离心3～5min,弃去上清液,残余液体可用窄条吸水纸贴试管壁吸去,制成压积红细胞。

B.按压积红细胞∶AET为1∶4体积比,将压积红细胞与AET加至洁净试管中。37℃孵育20min,每隔5min混匀1次。

C.用PBS洗涤红细胞5～7次(1000×g,离心1min)或至上清液清澈,末次离心1000×g,离心3～5min,弃去上清液,残余液体可用窄条吸水纸贴试管壁吸去,制成压积红细胞。配成2%～5%红细胞PBS悬液。

使用红细胞PBS悬液对样本血浆进行不规则抗体检测或交叉配血(交叉配血时,AET的处理对象是供者红细胞)。

3)注意事项

①DTT处理红细胞后,若出现重度溶血,可降低DTT用量,按1∶2或1∶3体积比重复后两个步骤。

②　使用Kell血型系统抗原作为质控参照，DTT或AET处理红细胞后，相应Kell抗原转变为阴性则表明处理有效，否则为处理不充分。

③　高浓度还原剂（0.2mol/L DTT或6% AET）具有破坏Kell、Cartwright、LW、Dombrock和Knops等血型系统抗原的作用，适当降低还原剂浓度具有选择性破坏特定血型系统抗原作用，例如，使用0.02mol/L DTT可使Js^a和Js^b抗原变性，而Kell血型系统抗原不受影响。

需要了解的是，实际工作中，使用抗原变性法处理红细胞后，并非所有样本都能达到理想的处理效果，实现排除抗CD38单克隆抗体干扰的预期目标。文献报道，仅68%的样本可以达到预期效果，还有相当一部分样本处理无效。

（2）降低反应灵敏度：既然红细胞表达少量CD38抗原，那么与其相结合的IgG型抗CD38单克隆抗体药物也必然很少。使用不那么灵敏的实验方法，可以避开干扰。

审视目前临床可用的实验方法，很容易就能找到答案。盐水法根本就查不到没有盐水反应性的IgG抗体，抗CD38单克隆抗体药物恰好没有盐水反应性，检出抗CD38的灵敏度是零。这就是《AABB技术手册》向大家推荐的，接受抗CD38单克隆抗体药物治疗的患者，在排除不规则抗体后，使用盐水法进行交叉配血的由来。《AABB技术手册》虽然是这样写的，但这里还有个先后问题。许多实验室没有DTT或AET试剂，做不到通过抗原变性法来判断样本中是否存在不规则抗体，那又该怎么办呢？

还有一种灵敏度低的方法可以选择，那就是聚凝胺法。虽然《AABB技术手册》并未推荐使用聚凝胺法来处理含有抗CD38药物的临床样本，仍是建议使用抗原变性法处理不规则抗体检测细胞（交叉配血时，则需处理供者红细胞），然后再用灵敏度高的IAT法进行检测。在我国，聚凝法是可以用于临床检测的实验方法，权衡之后，使用聚凝法来检测不规则抗体及交叉配血，是多数实验室都可以接受的处理方案。

国内有许多相关报道，但其原理并不是文中介绍的那样"在低离子环境下，带负电荷的CD38分子极易与聚凝胺分子结合，从而干扰CD38与抗CD38的结合。"如果这一解释成立，那么把文中的CD38换成另外一种同样是带负电荷的红细胞抗原，将抗CD38换成具有相应特异性的抗体，看看会是什么效果："在低离子环境下，带负电荷的RhE分子极易与聚凝胺分子结合，从而干扰RhE与抗E的结合"。当然也可以将RhE、抗E换成其他的带负电荷的抗原、抗体。照此解释，聚凝法不应查出任何抗体才对，所以这种解释一定不对，因为它无法自洽。事实上，聚凝胺在水中溶解后能产生大量阳离子，可中和红细胞表面负电荷，使红细胞间距缩短，而并非聚凝胺直接与红细胞结合。目前排除抗CD38干扰的方法主要有3种：DTT破坏红细胞CD38抗原；中和试剂去除抗CD38；选用灵敏度低的试验方法。使用聚凝胺法排除抗CD38单克隆抗体药物干扰，本质上就是充分利用了红细胞表达CD38极少，而聚凝胺法灵敏度又低的特点，将两者结合起来从而达到预期的目的。

（3）中和抗CD38：在样本中添加抗CD38药物的中和试剂，可以起到排除干扰的作用。比如，见于2023年最新的报道，作者使用DaraEx-plus试剂来中和血样中的抗CD38，可以起到排除干扰的作用。但有效率为86%，并不能保证处理后每份样本都有效。中和试剂较贵，目前还未见我国临床实验室常规使用此法。

2.抗CD47单克隆抗体药物　　目前临床没有特别好的办法来解除抗CD47药物对不规则抗体检测及交叉配血引起的干扰。

红细胞可大量表达CD47抗原，虽然吸收法可以去除样本中的抗CD47药物，但会面临去除样本中自身抗体的同样问题，用自身红细胞或异体红细胞都不适合（详见前文），而且降低实验灵敏度的方法也不适用。

变通的做法就是参照AIHA患者样本的检测与配血方法，并按血型相容的原则选择适合的红细胞成分。紧急情况时，可按《临床输血技术规范》为患者提供ABO血型相合血液即可，而不必进行交叉配血。

四、特殊血型抗原鉴定

鉴定出不规则抗体特异性后，需对患者、供者红细胞相应血型进行检测。

检测患者血型的目的是验证不规则抗体特异性鉴定结果的准确性，而检测供者红细胞相应血型，则是为了寻找到相应抗原阴性红细胞成分，保障患者的输血安全。

特殊血型抗原检测方法取决于定型抗体的性质，若定型抗体试剂为IgM型抗体，则采用盐水法检测；若定型抗体为IgG型抗体，则用IAT法检测。但要注意，使用IAT法时，被检红细胞必须直接抗球蛋白试验（direct antiglobulin test，DAT）阴性。若呈阳性，需放散后再行检测。

五、临床实验室不规则抗体检测依据、范围与收费标准

（一）检测依据与范围

根据《临床输血技术规范》、《输血相容性检测标准》（WS/T 794—2022）的要求，输血前应进行不规则抗体检测。

1.患者　红细胞成分输血相容性检测应包括不规则抗体筛查。红细胞抗体筛查阳性时，应进行特异性鉴定，明确抗体的特异性，选择相应抗原阴性的供者红细胞进行交叉配血。

2.供者　根据患者不规则抗体特异性，对供者红细胞相应抗原进行检测，以便筛选出相应抗原阴性的红细胞成分。

必要时，可对供者血液进行不规则抗体检测。

（二）收费标准

依据《深圳市非营利性医疗机构医疗服务价格》对上述检测项目进行收费，目前收费标准见表3-3。

表3-3　不规则抗体检测收费标准

编码	项目名称	计价单位	说明	政府指导价格（元）			
				第一档	第二档	第三档	第四档
260000007	血型单特异性抗体鉴定	次	1.以常规鉴定的8种谱红细胞为基数，如需增加其他谱红细胞时加收20元 2.抗体筛选试验60元/次	110.0	104.5	99.0	88.0
260000007*1	血型单特异性抗体鉴定（超过常规8种谱红细胞，增加其他谱红细胞加收）	次		20.0	19.0	18.0	16.0
260000007*2	抗体筛选实验	次		60.0	57.0	54.0	48.0
260000008	血型抗体特异性鉴定（吸收实验）	次		28.0	26.6	25.2	22.4

续表

编码	项目名称	计价单位	说明	政府指导价格（元）			
				第一档	第二档	第三档	第四档
260000009	血型抗体特异性鉴定（放散实验）	次		28.0	26.6	25.2	22.4
250202034	直接抗人球蛋白试验（Coombs）	项	每项检测计费一次	17.0	16.2	15.3	13.6
250202034*1	直接抗人球蛋白试验（Coombs：IgG）	项		17.0	16.2	15.3	13.6
250202034*2	直接抗人球蛋白试验（Coombs：IgA）	项		17.0	16.2	15.3	13.6
250202034*3	直接抗人球蛋白试验（Coombs：IgM）	项		17.0	16.2	15.3	13.6
250202034*4	直接抗人球蛋白试验（Coombs：C3）	项		17.0	16.2	15.3	13.6
250202035	间接抗人球蛋白试验	项		12.0	11.4	10.8	9.6

■ **思考题**

1. 不规则抗体检测的目的与意义是什么？

2. 完成不规则抗体检测实验室应具备哪些条件？

3. 高灵敏度的实验方法有何缺点，应如何排除？

4. 低灵敏度的实验方法有何优点与不足，适用于何种情况？

5. 盲配存在什么风险，实际工作中应如何避免？

6. 患者使用抗CD38（或抗CD47）单克隆抗体药物后，实验室该如何排除此干扰。

参 考 文 献

［1］深圳市医师协会. 深圳市医疗机构输血免疫学检测技术规范（T/SZS-MA 004—2022），2022.

［2］张印则，徐华，周华友. 红细胞血型原理与检测策略. 3版. 北京：人民卫生出版社，2023：292-309.

［3］Barcellini W，Fattizzo B. Clinical applications of hemolytic markers in the differential diagnosis and management of hemolytic anemia. Dis Markers，2015：635670.

［4］Kamesaki T，Kajii E. A comprehensive diagnostic algorithm for direct antiglobulin test-negative autoimmune hemolytic anemia reveals the relative ratio of three mechanisms in a single laboratory. Acta Haematol，2018，140（1）：10-17.

［5］Park SH，Choe WH，Kwon SW. Red blood cell transfusion in patients with autoantibodies：Is it effective and safe without increasing hemolysis risk? Ann Lab Med，2015，35（4）：436-444.

［6］Chen C，Wang L，Han B，et al. Autoimmune hemolytic anemia in hospitalized patients：450 patients and their red blood cell transfusions. Medicine，2020，99（2）：e18739.

［7］Sullivan HC，Gerner-Smidt C，Nooka AK，et al. Daratumumab（anti-CD38）induces loss of CD38 on red blood cells. Blood，2017，129（22）：3033-3037.

［8］Cora PH，Michael R，Daniela G，et al. Mitigation of therapeutic anti-CD38 antibody interference with fab fragments：How well does it perform? Transfusion，2023，63（4）：808-816.

［9］Andrew DJ，Morvarid M，Ashok N. Impact of new myeloma agents on the transfusion laboratory. Pathology，2021，53（3）：427-437.

［10］Mei Z，Wool GD. Impact of novel monoclonal antibody therapeutics on blood bank pretransfusion testing. Hematol Oncol Clin North Am，2019，33（5）：797-811.

［11］Brierley CK，Staves J，Roberts C，et al. The effects of monoclonal anti-CD47 on RBCs，compatibility testing，and transfusion requirements in refractory acute myeloid leukemia. Transfusion，2019，59（7）：2248-2254.

第四章 交叉配血

交叉配血是对血型鉴定、不规则抗体检测准确性的再一次验证。目前深圳市临床常用配血方法有盐水法（也称即刻离心法）、聚凝胺法、IAT法及电子配血法。

第一节 交叉配血的方法

一、盐水-试管法

（一）检测原理

在盐水介质中，可检出IgM型抗体引起的配血不合。

（二）技术特点与适用范围

简单、快速。适用于急诊配血，以及含有抗CD38单克隆抗体药物样本的配血等。

（三）设备与材料

血清学离心机、显微镜、玻璃试管、生理盐水、EDTA抗凝患者全血样本、供者全血样本。

（四）试管摆放

交叉配血结果需由两人互相核对（一人值班时，自己复核），为便于核对，实验室应固定本科室的试管摆放方式与顺序。图4-1是临床常用的两种摆放方式，实验室可任选其一，并固定下来不再变化。

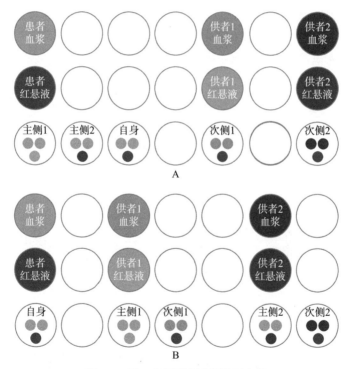

图4-1 手工交叉配血试管排列方式

主侧1：患者血浆＋供者1红悬液。主侧2：患者血浆＋供者2红悬液。自身：患者血浆＋患者红悬液。次侧1：患者红悬液＋供者1血浆。次侧2：患者红悬液＋供者2血浆

（五）操作步骤

1.取2支洁净试管，标明患者、供者。加入1.5ml生理盐水，在相应试管中分别加入1滴患者或供者压积红细胞，混匀。配制成浓度约为3%的生理盐水红细胞悬液。

2.另取2支试管，标明主侧、次侧。

（1）在主侧配血管中，加入2滴患者血浆、1滴供者3%红细胞生理盐水悬液。

（2）在次侧配血管中，加入2滴供者血浆、1滴患者3%红细胞生理盐水悬液。

3. $1000 \times g$，离心15s。

4.试管从血清学离心机取出后，在光线明亮处观察结果，观察内容依次为有无溶血、有无凝集。具体操作如下。

（1）有无溶血：上清液清澈透明为无溶血；上清液呈红色则为溶血。

（2）有无凝集：倾斜试管，使细胞扣与液体分离，使用腕力轻晃试管，使液面轻轻冲刷细胞扣2～3次，观察有无溶血、凝集。肉眼观察无凝集时，需在显微镜确认。

5.结果判断

（1）相合：主侧与次侧均无溶血、无凝集。

（2）不相合：主侧与次侧均有溶血或凝集。

（3）主侧不合、次侧相合：主侧出现溶血或凝集，次侧无溶血、无凝集。

（4）主侧相合、次侧不合：主侧无溶血、无凝集，次侧出现溶血或凝集。

只有配血相合，才可发血，否则不可发血并需要查找原因。

6.注意事项：交叉配血肉眼观察为阴性结果时，必须在显微镜下观察多个视野，确认无凝集后，方可发出配血报告并发血。

二、聚凝胺法

（一）检测原理

聚凝胺法可检出IgM、IgG抗体引起的配血不合。

（二）技术特点与适用范围

同盐水–试管法。

（三）设备与材料

血清学离心机、显微镜、玻璃试管、聚凝胺试剂盒、EDTA抗凝患者全血样本、供者全血样本。

（四）试管摆放

同盐水–试管法。

（五）操作步骤

1.取2支洁净试管，标明患者、供者。加入1.5ml生理盐水，在相应试管中分别加入1滴患者或供者压积红细胞，混匀。配制成浓度约为3%的生理盐水红细胞悬液。

2.另取2支试管，标明主侧、次侧。

（1）在主侧配血管中，加入2滴患者血浆、1滴供者3%红细胞生理盐水悬液、0.6ml LISS液。

（2）在次侧配血管中，加入2滴供者血浆、1滴患者3%红细胞生理盐水悬液、0.6ml LISS液。混匀，室温孵育30～60s。

3.在各管中加入2滴聚凝胺试剂，1000×g，离心15s，弃去上清液。无须沥干，使试管底部残留约0.1ml液体。

4.轻摇试管，观察有无凝集，观察时不可使红细胞完全悬浮。若无凝集，则需重做。若有凝集可继续进行以下操作。

5.加入2滴重悬液，轻摇试管，1min内观察结果。倾斜试管，使细胞扣与液体分离，使用腕力轻晃试管，使液面轻轻冲刷细胞扣2～3次，观察有无溶血、凝集。肉眼观察无凝集时，需在显微镜确认。

6.结果判断

（1）相合：主侧与次侧均无溶血、无凝集。

（2）不相合：主侧与次侧均有溶血或凝集。

（3）主侧不合、次侧相合：主侧出现溶血或凝集，次侧无溶血、无凝集。

（4）主侧相合、次侧不合：主侧无溶血、无凝集，次侧出现溶血或凝集。

只有配血相合，才可发血，否则不可发血并需要查找原因。

7.注意事项

（1）使用市售聚凝胺试剂盒时，实验操作以试剂盒说明书为准。

（2）交叉配血肉眼观察为阴性结果时，必须在显微镜下观察多个视野，确认无凝集后，方可发出配血相合报告并发血。

（3）某些药物（如肝素、酚磺乙胺、右旋糖酐等）会干扰实验结果，导致假阴性结果。肝素会中和聚凝胺的凝集作用，应避免使用肝素抗凝样本。

（4）血浆蛋白异常可导致假阳性结果，应使用IAT-试管法进行检测。

（5）部分血浆样本会有纤维蛋白析出，对实验结果造成影响。应先处理样本后再进行检测。

（6）使用聚凝胺法进行交叉配血时，若呈阳性结果，应增加自身对照。

（7）建议急诊配血时选用聚凝胺法，常规配血应选用其他灵敏度较高的实验方法。

三、IAT法

（一）盐水-IAT-试管法

1.检测原理　在盐水介质中，IAT法可检出IgG型抗体引起的配血不合。

2.适用范围　适用于抗体筛查、特异性鉴定及常规交叉配血。

3.设备与材料　血清学离心机、显微镜、玻璃试管、AHG试剂、EDTA抗凝患者全血样本、供者全血样本。

4.操作步骤

（1）取2支洁净试管，标明患者、供者。加入1.5ml生理盐水，在相应试管中分别加入1滴患者或供者压积红细胞，混匀。配制成浓度约为3%的生理盐水红细胞悬液。

（2）另取2支试管，标明主侧、次侧。

1）在主侧配血管中，加入2滴患者血浆、1滴供者3%红细胞生理盐水悬液。

2）在次侧配血管中，加入2滴供者血浆、1滴患者3%红细胞生理盐水悬液。

（3）37℃孵育30min。1000×g，离心1min，弃去上清液，用生理盐水洗涤3次（1000×g，离心1min）。最后一次离心后，弃去上清液，用吸水纸吸去管口残余液体。

（4）加入2滴AHG试剂，1000×g，离心15s，观察结果。倾斜试管，使细胞扣与液体分离，使用腕力轻晃试管，使液面轻轻冲刷细胞扣2～3次，观察有无溶血、凝集。肉眼观察无凝集时，需在显微镜确认。

（5）结果判断

1）相合：主侧与次侧均无溶血、无凝集。

2）不相合：主侧与次侧均有溶血或凝集。

3）主侧不合、次侧相合：主侧出现溶血或凝集，次侧无溶血、无凝集。

4）主侧相合、次侧不合：主侧无溶血、无凝集，次侧出现溶血或凝集。

只有配血相合，才可发血，否则不可发血并需要查找原因。

（6）注意事项

1）肉眼观察结果为阴性时，应在显微镜下进行确认。

2）第（2）步完成后，可离心检测是否存在IgM型抗体。若出现凝集，需排除干扰因素。若无凝集，可继续第（3）～（4）步骤，检测样本中是否存在IgG型抗体。

3）必要时可使用IgG致敏红细胞作为阳性对照。

4）AHG实际使用量应按试剂盒要求加入。

（二）LISS-IAT-试管法

1.检测原理　检测原理同盐水-IAT法。使用LISS液可提高红细胞致敏效率，缩短孵育时间。

2.适用范围　适用于抗体筛查、特异性鉴定，以及常规交叉配血。

3.设备与材料　血清学离心机、显微镜、玻璃试管、AHG试剂、LISS液、EDTA抗凝患者全血样本、供者全血样本。

4.操作步骤

（1）取2支洁净试管，标明患者、供者。加入1.5ml生理盐水，在相应试管中分别加入1滴患者或供者压积红细胞，混匀。配制成浓度约为3%的生理盐水红细胞悬液。

（2）另取2支试管，标明主侧、次侧。

1）在主侧配血管中，加入2滴患者血浆、1滴供者3%红细胞生理盐水悬液、2滴LISS液。

2）在次侧配血管中，加入2滴供者血浆、1滴患者3%红细胞生理盐水悬液、2滴LISS液。

（3）37℃孵育15min。孵育完成后，1000×g，离心1min，弃去上清液，用生理盐水洗涤3次（1000×g，离心1min）。最后一次离心后，弃去上清液，用吸水纸吸去管口残余液体。

（4）加入2滴AHG，1000×g，离心15s，观察结果。倾斜试管，使细胞扣与液体分离，使用腕力轻晃试管，使液面轻轻冲刷细胞扣2～3次，观察有无溶血、凝集。肉眼观察无凝集时，需在显微镜确认。

（5）结果判断

1）相合：主侧与次侧均无溶血、无凝集。

2）不相合：主侧与次侧均有溶血或凝集。

3）主侧不合、次侧相合：主侧出现溶血或凝集，次侧无溶血、无凝集。

4）主侧相合、次侧不合：主侧无溶血、无凝集，次侧出现溶血或凝集。

只有配血相合，才可发血，否则不可发血并需要查找原因。

（6）注意事项

1）肉眼观察结果为阴性时，应在显微镜下进行确认。

2）必要时可使用IgG致敏红细胞作为阳性对照。

3）AHG实际使用量应按试剂盒要求加入。

（三）红细胞LISS悬液-IAT-试管法

1.检测原理　　使用LISS液配制红细胞悬液，可提高红细胞致敏效率，缩短孵育时间。

2.适用范围　　适用于抗体筛查、特异性鉴定，以及常规交叉配血。

3.设备与材料　　血清学离心机、显微镜、玻璃试管、AHG试剂、LISS液、EDTA抗凝患者全血样本、供者全血样本。

4.操作步骤

（1）取2支洁净试管，标明患者、供者。加入1.5ml LISS液，在相应试管中分别加入1滴患者或供者压积红细胞，混匀。配制成浓度约为3%的红细胞LISS悬液。

（2）另取2支试管，标明主侧、次侧。

1）在主侧配血管中，加入2滴患者血浆、1滴供者3%红细胞LISS悬液。

2）在次侧配血管中，加入2滴供者血浆、1滴患者3%红细胞LISS悬液。

（3）37℃孵育15min。1000×g，离心1min，弃去上清液，用生理盐水洗涤3次（1000×g，离心1min）。最后一次离心后，弃去上清液，用吸水纸吸去管口残余液体。

（4）加入2滴AHG试剂，1000×g，离心15s，观察结果。倾斜试管，使细胞扣与液体分离，使用腕力轻晃试管，使液面轻轻冲刷细胞扣2～3次，观察有无溶血、凝集。肉眼观察无凝集时，需在显微镜确认。

（5）结果判断

1）相合：主侧与次侧均无溶血、无凝集。

2）不相合：主侧与次侧均有溶血或凝集。

3）主侧不合、次侧相合：主侧出现溶血或凝集，次侧无溶血、无凝集。

4）主侧相合、次侧不合：主侧无溶血、无凝集，次侧出现溶血或凝集。

只有配血相合，才可发血，否则不可发血并需查找原因。

（6）注意事项

1）肉眼观察结果为阴性时，应在显微镜下进行确认。

2）必要时可使用IgG致敏红细胞作为阳性对照。

3）AHG实际使用量应按试剂盒要求加入。

（四）PEG-IAT-试管法

1.检测原理　PEG可提高红细胞致敏效率、反应灵敏度并缩短孵育时间。

2.适用范围　适用于弱抗体的检测及溶血性输血反应的原因调查。

3.设备与材料　血清学离心机、显微镜、玻璃试管、单特异性AHG试剂、20% PEG溶液、EDTA抗凝患者全血样本、供者全血样本。

4.操作步骤

（1）取2支洁净试管，标明患者、供者。加入1.5ml生理盐水，在相应试管中分别加入1滴患者或供者压积红细胞，混匀。配制成浓度约为3%的生理盐水红细胞悬液。

（2）另取2支试管，标明主侧、次侧。

1）在主侧配血管中，加入2滴患者血浆、1滴供者3%生理盐水红细胞悬液、4滴20% PEG溶液。

2）在次侧配血管中，加入2滴供者血浆、1滴患者3%红细胞生理盐水悬液、4滴20% PEG溶液。

（3）37℃孵育15min。加入大量生理盐水，混匀，1000×g，离心1min，弃去上清液。重复洗涤3次，最后一次离心后，弃去上清液，用吸水纸吸去管口残余液体。

（4）加入2滴单特异性AHG试剂，混匀。1000×g，离心15s。观察结果。倾斜试管，使细胞扣与液体分离，使用腕力轻晃试管，使液面轻轻冲刷细胞扣2～3次，观察有无溶血、凝集。肉眼观察无凝集时，需要在显微镜确认。

（5）结果判断

1）相合：主侧与次侧均无溶血、无凝集。

2）不相合：主侧与次侧均有溶血或凝集。

3）主侧不合、次侧相合：主侧出现溶血或凝集，次侧无溶血、无凝集。

4）主侧相合、次侧不合：主侧无溶血、无凝集，次侧出现溶血或凝集。

只有配血相合，才可发血，否则不可发血并需查找原因。

（6）注意事项

1）37℃孵育后不可直接离心，否则红细胞难以散开。

2）不可使用多特异性AHG。

3）肉眼观察结果为阴性时，应在显微镜下进行确认。

4）必要时可使用IgG致敏红细胞作为阳性对照。

5）AHG实际使用量应按试剂盒要求加入。

（五）微柱法

1.检测原理　同血型检测微柱法。

2.技术特点与适用范围　同血型检测微柱法。

3.设备与材料　卡式离心机、抗球蛋白检测卡、LISS液、EDTA抗凝患者全血样本、供者全血样本。

4.操作步骤　严格按试剂盒操作说明进行。

5.结果判断　同血型检测微柱法。

6.注意事项　微柱法不具备排除干扰的能力，当检测结果异常时，应使用试管法排除干扰因素，并以试管法结果为准。

第二节 配血不合的处理

本质上，交叉配血是对血型检测结果的最终复核。当配血不合时，首先应考虑血型鉴定结果是否准确，其次是配血是否受到干扰，最后才是考虑有无不规则抗体漏检（图4-2）。

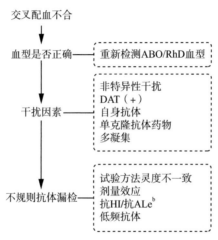

交叉配血不合

血型是否正确 —— 重新检测ABO/RhD血型

干扰因素 —— 非特异性干扰
DAT（+）
自身抗体
单克隆抗体药物
多凝集

不规则抗体漏检 —— 试验方法灵度不一致
剂量效应
抗HI/抗ALe[b]
低频抗体

图4-2 以为核心问题为导向的思考顺序

以核心问题为导向的思考方式，必然会推导出以上问题的分析思路顺序。血型是保证输血安全最为核心的关键点，当遇到配血不合时，第一个需要印证的就是血型检测是否准确无误。而血型检测是否准确又建立在规范的操作、严格的判断标准基础之上，可见输血科的工作环环相扣，互为表里，夯实基础是保证科室工作质量的前提。其次才是考虑其他因素，一定要按临床实际去把握其他因素的分析顺序。最常见的是干扰因素，而因不规则抗体引起的配血不合出现频率最低，所以分析顺序中，它应该放在最后。具体各种原因的分析方法与处理办法详见《红细胞血型原理与检测策略（第3版）》第五章相关内容。

第三节 临床实验室交叉配血依据、
范围与收费标准

一、检测依据与范围

根据《临床输血技术规范》、WS/T 794—2022《输血相容性检测标准》的要求，输注以下血液成分前需进行交叉配血。

（1）红细胞成分。

（2）手工分离的血小板成分。

（3）冲红的单采血小板成分。

二、收费标准

依据《深圳市非营利性医疗机构医疗服务价格》对交叉配血检测项目进行收费，收费标准见表4-1。

表4-1 交叉配血收费标准

编码	项目名称	项目内涵	计价单位	说明	政府指导价格（元）			
					第一档	第二档	第三档	第四档
260000011	盐水介质交叉配血		次		5.0	4.8	4.5	4.0
260000012	特殊介质交叉配血	指用于发现不全抗体	每个方法		0	0	0	0

续表

编码	项目名称	项目内涵	计价单位	说明	政府指导价格（元）			
					第一档	第二档	第三档	第四档
260000012-1	白蛋白法、Liss法、酶处理法、抗人球蛋白法、凝胺法等		每个方法		14.0	13.3	12.6	11.2
260000012-1*1	特殊介质交叉配血（白蛋白法）		每个方法		14.0	13.3	12.6	11.2
260000012-1*2	特殊介质交叉配血（Liss法）		每个方法		14.0	13.3	12.6	11.2
260000012-1*3	特殊介质交叉配血（抗人球蛋白法）		每个方法		14.0	13.3	12.6	11.2
260000012-1*4	特殊介质交叉配血（酶处理法）		每个方法		14.0	13.3	12.6	11.2
260000012-1*5	特殊介质交叉配血（凝胺法）		每个方法		14.0	13.3	12.6	11.2
260000012-2	特殊介质交叉配血（微柱凝集法）		每个方法		46.0	43.7	41.4	36.8

续表

编码	项目名称	项目内涵	计价单位	说明	政府指导价格（元）			
					第一档	第二档	第三档	第四档
260000013	疑难交叉配血	包括以下情况的交叉配血：ABO血型亚型不合、少见特殊血型、有血型特异性抗体者、冷球蛋白血症、自身免疫性溶血性贫血等	次	按实际情况加收相应特殊血型鉴定费用	20.0	19.0	18.0	16.0
260000013*1	疑难交叉配血（ABO血型亚型不合）		次		20.0	19.0	18.0	16.0
260000013*2	疑难交叉配血（少见特殊血型）		次		20.0	19.0	18.0	16.0
260000013*3	疑难交叉配血（有血型特异性抗体者）		次		20.0	19.0	18.0	16.0

编码	项目名称	项目内涵	计价单位	说明	政府指导价格（元）			
					第一档	第二档	第三档	第四档
260000013*4	疑难交叉配血（冷球蛋白血症）		次		20.0	19.0	18.0	16.0
260000013*5	疑难交叉配血（自身免疫性溶血性贫血等）		次		20.0	19.0	18.0	16.0
250202034	直接抗人球蛋白试验（Coombs）		项	每项检测计费一次	17.0	16.2	15.3	13.6
250202034*1	直接抗人球蛋白试验（Coombs：IgG）		项		17.0	16.2	15.3	13.6
250202034*2	直接抗人球蛋白试验（Coombs：IgA）		项		17.0	16.2	15.3	13.6
250202034*3	直接抗人球蛋白试验（Coombs：IgM）		项		17.0	16.2	15.3	13.6
250202034*4	直接抗人球蛋白试验（Coombs：C3）		项		17.0	16.2	15.3	13.6

续表

编码	项目名称	项目内涵	计价单位	说明	政府指导价格（元）			
					第一档	第二档	第三档	第四档
250202035	间接抗人球蛋白试验		项		12.0	11.4	10.8	9.6

注：项目内涵：用于规范项目的服务范围、内容、方式和手段。项目内涵使用"含""指""不含"3个专用名词界定：

指：在"指"后面所列的内容，指完成该诊疗项目的不同方法，或该诊疗项目的适用范围。如无特别说明，不得重复计费。

■ 思考题

1. 应按什么顺序来分析引起交叉配血不合的原因？

2. 临床常见的引起交叉配血不合的原因是什么，应如何处理？

3. 次侧配血不合的常见原因是什么，应如何处理？

4. 自身免疫性溶血性贫血患者交叉配血的原则是什么？

参 考 文 献

［1］张印则，徐华，周华友. 红细胞血型原理与检测策略. 3版. 北京：人民卫生出版社，2023：374-396.

［2］Gálvez J，Hsu G，Dubow S，et al. How do I horizontal ellipsis Incorporate a two-sample blood type verification in a pediatric hospital?. Transfusion，2020，60（12）：2787-2792.

［3］Melland C，Hintz C. Detecting polyagglutinable red blood cells. Immunohematology，2018，34（3）：113-117.

［4］El Dewi DM，Metwally T. Adsorption technique in pre-transfusion testing for patients with warm type autoimmune hemolytic anemia. Egypt J Immunol, 2017, 24（2）: 47-51.

［5］Engelfriet CP, Reesink HW, Garratty G, et al. The detection of alloantibodies against red cells in patients with warm-type autoimmune haemolytic anaemia. Vox Sang, 2000, 78（3）: 200-207.

［6］Ziman A, Cohn C, Carey PM, et al. Warm-reactive（immunoglobulin G）autoantibodies and laboratory testing best practices: review of the literature and survey of current practice. Transfusion, 2017, 57（2）: 463-477.

［7］Chen C, Wang L, Han B, et al. Autoimmune hemolytic anemia in hospitalized patients: 450 patients and their red blood cell transfusions. Medicine, 2020, 99（2）: e18739.

［8］Park SH, Choe WH, Kwon SW. Red blood cell transfusion in patients with autoantibodies: Is it effective and safe without increasing hemolysis risk?. Ann Lab Med, 2015, 35（4）: 436-444.

［9］Delaney M, Apelseth TO, Bonet Bub C, et al. Red-blood-cell alloimmunization and prophylactic antigen matching for transfusion in patients with warm autoantibodies. Vox Sang, 2020, 115（6）: 515-524.

［10］中华医学会血液学分会红细胞疾病（贫血）学组. 自身免疫性溶血性贫血诊断与治疗中国专家共识（2017年版）. 中华血液学杂志, 2017, 38（4）: 265-267.

［11］中华人民共和国卫生行业标准. WS/T 622—2018: 内科输血, 2018.

［12］杨楠, 王蓓, 高峰, 等. 40例自身免疫性溶血性贫血患者输血和激素治疗的疗效及安全性评估. 中国实验血液学杂志, 2020, 28（4）: 1307-1311.

第五章 其他血清学检测

除了保障输血安全的血型、不规则抗体、交叉配血检测项目外，输血科还会开展一些辅助诊断项目，主要有抗体效价检测、胎儿新生儿溶血病（hemolytic disease of the fetus and newborn，HDFN）检测、血栓弹力图（thromboelastogram，TEG）检测等，有些输血科还会开展输血前传染病检测、血小板功能检测等。现就输血科开展最多的几个项目进行简单介绍。

第一节 抗体效价检测

抗体效价检测的临床需求主要来自于产科对疑有HDFN孕妇的抗体效价动态监测，以及血液科对干细胞移植患者疗效的评估。前者检测对象是IgG型抗体，后者则是IgM型抗体。

需要注意的是，抗体效价检测结果与实验方法密切相关。不同实验方法（如试管法、微柱法）灵敏度不同，因此不具可比性。对抗体效价进行检测，应始终使用相同的实验方法，才能动态评估结果，得出正确判断。

一、ABO血型系统抗体效价检测

（一）IgM型抗体效价检测

ABO血型系统IgM型抗体效价检测包括抗A、抗B效价检测，实验操作与判断标准与前文"抗A、抗B血型定型试剂质量要求"相同。

（二）IgG型抗体效价检测

ABO血型系统IgM型抗体会对IgG型抗A、抗B的检测造成干扰，检测前需使用巯基试剂灭活IgM型抗A、抗B，然后再使用IAT法进行检测。灭活时巯基试剂与血浆等量混合，相当于等比稀释（即抗体效价为2），后续的倍比稀释应将此稀释度计算在内。具体操作如下。

1. IgM型抗体灭活　在洁净试管中加入1ml样本血浆、1ml 0.01mol/L DTT（或1ml 0.1mol/L 2-ME），混匀。37 ℃孵育30～60min。

使用盐水-试管法进行检测，结果均为阴性表明IgM抗体已灭活，可用于IgG抗体的检测，否则需要重新灭活。

2. 效价检测

（1）取20支洁净试管，分为2排，每排10支。分别标明2、4、8、16、32、64、128、256、512、阴性对照。从第2管开始，各管中加入0.1ml LISS液。

（2）在每排第1、2管中各加入0.1ml灭活血浆，从第2管开始进行倍比稀释，即第2管加入灭活血浆后，混匀，吸出0.1ml加至第3管，倍比稀释至第9管，第10管为阴性对照管。

（3）在第1排各管中加入1滴A型红细胞试剂，在第2排各试管中加入1滴B型红细胞试剂，37℃孵育15min。

（4）各管中加入大量生理盐水洗涤3次（1000×g，离心1min），最后一次弃去上清液后，用吸水纸吸去管口残留液体。

（5）各管中加入2滴AHG试剂，1000×g，离心15s，观察结果。

（6）结果判读：红细胞凝集强度呈"＋"的最高稀释度为抗

体效价。

（7）注意事项：灭活IgM抗体时，不同厂家提供的巯基实验使用方法不同，应严格按照说明书操作。

二、非ABO血型系统抗体效价检测

非ABO血型系统抗体多为IgG型抗体，无须进行IgM型抗体灭活。但要注意，检测细胞应使用相应抗原阳性的O型红细胞。例如，检测抗D效价时，应使用O/RhD（＋）红细胞。检测抗E效价时，则使用O/RhE（＋）红细胞。具体检测方法可参照ABO血型系统IgG型抗体效价检测的实验方法进行。

第二节　HDFN检测

临床开展的HDFN检测主要是ABO-HDFN、RhD-HDFN检测。传统HDFN的检测是指溶血三项检测，包括3个实验：DAT试验、游离抗体试验、抗体释放试验。

DAT检测的目的是验证新生儿红细胞抗原是否与母体IgG血型抗体相结合，检测对象是新生儿红细胞，检测工具为AHG试剂。游离抗体试验的目的是检测新生儿血液中是否存在来自母体的游离IgG型血型抗体，检测对象是新生儿血浆，检测方法为IAT法。抗体释放试验的目的是采用血清学灵敏度最高的放散法处理新生儿红细胞，使结合于红细胞的母体IgG血型抗体释放到放散液中，通过对放散液中抗体的检测获得诊断HDFN的证据。

单从实验操作来说，这几个实验都很简单，没有操作上的难点。但问题是检测工具应该用什么?DAT试验比较简单，红细胞洗涤后，直接使用AHG试剂检测即可。游离抗体试验和抗体释放试验就有问题了，如果查ABO-HDFN，那么红细胞就要使用A、B细胞。但人体血浆中含有抗A、抗B规则抗体，会对引起HDFN的IgG型抗A、抗B产生干扰，所以检测前还需要知道新生儿的ABO血型。如果查RhD-HDFN，红细胞就不能使用A、B细胞而是要用O型RhD（＋）细胞，而且也需要知道新生儿的RhD血型，若是RhD（-），那就没有必要检查RhD-HDFN，因为RhD（-）新生儿是不可能出现由抗D引起的HDFN。

实际上，目前已知的可引起HDFN的血型系统除ABO、Rh外，还有MNS、Duffy、Kidd、Diego、Kell等血型系统。作为具有诊断价值的检测指标，只针对ABO/RhD进行检测，显然范围过窄。合理的设置不应对血型系统进行限制，在众多血型系统找出引起HDFN的同种抗体，以达到明确病因的目的。故而检测内容应包括ABO血型、RhD抗原、不规则抗体筛查、特异性鉴定、特殊血型抗原检测，以及放散实验。不规则抗体筛查与特异性鉴定是为了发现ABO血型系统以外的能引起HDFN的血型抗体。而检测放散液中可能存在的血型抗体时，应选择相应抗原阳性的红细胞作为检测工具。但这种理想做法在现实中却行不通，不是实验有多难，而是在管理上不允许这样做。医保、物价管理部门对临床患者收费有严格的规定，组套项目、重复检查等是检查的重点。按理想的做法进行检测，会有过度检查、重复检查之嫌。

HDFN的检测难点不在实验，而在管理。不同医院HDFN的检测项目多少都会有些差异。比如在ABO-HDFN、RhD-HDFN检测中，加入血型检测形成一个组套项目，极易产生血型检测的重复收费。如果不加入血型检测，实验室工作人员就会陷入无从下手的尴尬境地。所以最保险的做法是医生对血型、溶血三项单独开单。如果新生儿的血型已经检测过了，则只开溶血三项即可，否则就要同时开单。

第三节 TEG检测

目前，TEG检测可以完全实现自动化，实验操作变得极其简单，输血科工作人员应将重点放在结果解读及输血指导上。做到这一点要比会做一个实验难得多，需要有扎实的生理学、内科学、诊断学、血液病学、病理学、医学检验等学科的理论功底，掌握凝血基本原理、疾病特点与转归、不同疾病凝血功能纠正的治疗原则，以及经多见广的临床经验。

一、凝血系统及其功能

凝血系统具有止血及天然免疫的功能。与其他学问一样，人们对凝血系统功能的认识，经历过并也正在经历着假说、印证、纠错、补充、完善的过程。

凝血系统的传统研究以1964年Mac Farlane等提出的"凝血瀑布学说"为代表，认为凝血系统由存在于血浆中的多种凝血因子组成，其研究重点在于凝血因子之间的级联反应过程。目前已明确的凝血因子有14种，其中按国际命名法依发现时间先后用罗马数字编号的有12种（即$F I \sim F XII$），此外还有高分子量激肽原和前激肽释放酶。除Ca^{2+}（$F IV$）离子外，其他凝血因子多为蛋白质。

引起凝血的途径可分为内源性与外源性凝血途径。内源性凝血途径是指参与凝血的因子全部来自血液，通常因血液与带负电荷的异物表面接触而启动。外源性凝血途径是指由来自血液之外的组织因子暴露于血液而启动的凝血过程，也称为组织因子途径。

需要注意的是，在凝血因子中并不包括血小板。"凝血瀑布学说"难以形成对凝血过程的全局认知，而且存在许多无法自洽的矛盾。2003年，Maureane Hoffman提出了"细胞凝血模型"，从一定程度上弥补了"凝血瀑布学说"的不足。

目前达成共识的凝血理论由"凝血瀑布学说"和"细胞凝血模型"为基础发展而来。其主要内容为：凝血是由血管、血小板、凝血因子、抗凝、纤溶等多成分、多系统相互作用而构成的复杂网络，正常情况下，处于平衡状态。

近年来研究发现，凝血不仅具有修复破损血管起到止血的功能，还具有免疫功能。通过形成免疫性血栓（由活化的中性粒细胞、单核细胞、血小板及凝血因子相互作用形成的血栓），在抗细菌感染、炎症、肿瘤免疫等过程中起着重要的天然免疫防御作用。

正常情况下，凝血系统的止血、免疫功能处于一种平衡状态，平衡一旦打破就会引起疾病的发生并表现出相应的临床症状。例如，出血不止、动脉粥样硬化、糖尿病、静脉血栓栓塞性疾病、血栓性微血管病、关节炎、癌症、传染病等。在治疗过程中，首先需要找准病因，了解疾病的转归，权衡利弊，最终做出是否需要采用输血治疗的方法来进行人为干预，并做出针对性的治疗方案。

二、生理性凝血过程

生理性凝血是人体重要的保护机制，可在血管受损时，通过内源性凝血与外源性凝血途径迅速形成血栓并止血、修复受损血管、溶解血栓保持血管畅通。参与凝血过程的成分主要有血管、血小板、凝血因子、红细胞（图5-1）。

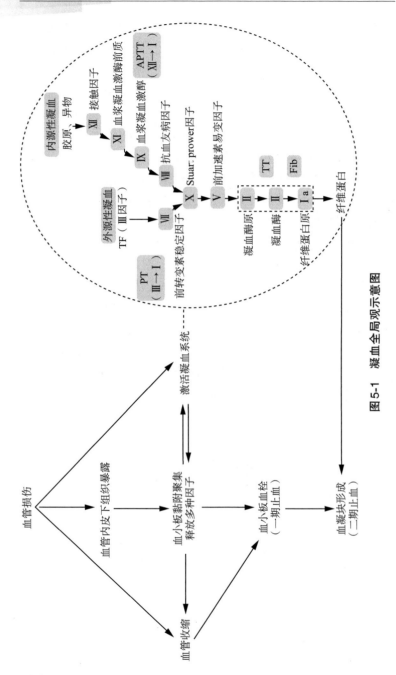

图 5-1 凝血全局观示意图

（一）血小板的作用

血管内皮受损后，基底胶原激活沿着血管壁流动的血小板，通过黏附、聚集功能在受损部位形成血小板血栓，堵塞伤口修复血管，达到初步止血的作用。同时通过变形将带负电荷的位于血小板膜内部的磷脂酰丝氨酸翻转至血小板表面，为凝血因子的活化提供场所。通过释放功能，将分泌出的多种血小板因子释放入血，这些因子可起到如下作用。

1.收缩血管，为形成血栓打下物理基础。

2.召唤更多的血小板游走到受损部位，参与血小板血栓的形成，完成初步的血管修复、止血。

3.激活凝血因子，形成纤维蛋白，生成更为牢固的血栓，彻底修复受损血管。

（二）凝血因子的作用

凝血因子与携有负电荷的胶原基质结合，或与血小板分泌的因子结合，均可引起凝血因子活化。通过级联反应，在局部发生血液凝固，使血浆中可溶性纤维蛋白原转化为不可溶的纤维蛋白，并互相交联形成多聚体的网状结构发挥止血作用，并与活化后血小板表达的 GP Ⅱ b/ Ⅲ a 相联，形成牢固的血栓。

（三）血小板与凝血因子的关系

1.血小板是凝血因子的载体　血小板表面几乎吸附了所有凝血因子，以及血管性血友病因子（ von Willebrand factor， vWF ），沿血管壁流动的血小板在受损部位活化后，释放出多种血小板因子激活表面吸附的凝血因子，最终形成纤维蛋白相互联接的网状多聚体,将血小板、红细胞网罗其中,固定在一起,形成血栓,修复破损血管。

2.血小板可直接激活凝血酶 血小板活化后,带负电荷的膜磷脂发生翻转,活化的凝血因子结合至膜磷脂上,在Ca^{2+}离子参与下,形成凝血酶原酶复合物,使凝血酶原迅速转化为凝血酶。含磷脂的膜能大大加速凝血过程中这两个重要反应,使血液凝固过程放大几个数量级。

(四)生理性凝血的作用

血管破损或血管内皮受损时,生理性凝血是有益于人体的凝血。血管受损时,可在受损部位形成防止出血的血栓,并修复受损血管。根据组成成分不同,血栓可分为4类:白色血栓、红色血栓、混合血栓及透明血栓(表5-1)。血栓的形成还与血液流速、发生部位密切相关。

表5-1 血栓组成成分及常见发生部位

血栓种类	组成成分	发生部位	特点
白色血栓	血小板+纤维蛋白	血流速度快的动脉、心瓣膜、心腔内	不易脱落
红色血栓	血小板+纤维蛋白+红细胞	血流速度慢的静脉	易脱落形成栓塞
混合血栓	白色血栓与红色血栓交替	心腔内、动脉粥样硬化溃疡部	不易脱落
透明血栓	纤维蛋白	毛细血管	常见于DIC

正常情况下,血栓形成是有限的,伤口愈合后,血栓会被逐渐溶解并清除。当平衡打破时,血栓可能无法及时溶解,导致血管堵塞、血栓脱落,出现相应的并发症。

三、凝血功能异常与输血方案制订

从临床治疗的角度，可将超出生理性止血的情况视为凝血系统病理性改变，这种粗略划分虽不十分精确，但有助于读者的掌握与理解。以血管密闭性是否受损为分类标准，可将临床常见的凝血功能异常分为两类：血管密闭性受损引起的凝血功能异常，以及血管密闭性完好因其他病理因素引起的凝血功能异常。

（一）血管密闭性受损引起的凝血功能异常

临床常见的因血管密闭性受损而引起的凝血功能异常主要由创伤、手术等引起的活动性失血，在输血治疗时应按失血量与临床症状的对应关系进行处理（图5-2）。

基本原则是要考虑解决3个方面的问题，一是纠正血容量，二是纠正组织缺氧，三是纠正凝血功能障碍，而血容量的纠正总

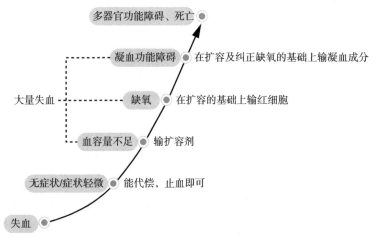

图5-2　活动性失血患者输血治疗的一般原则示意图

是放在第一位。其他两项是否需要纠正主要取决于失血量、失血速度、患者耐受情况及预后，综合分析后做出是否需要纠正的判断。

需要注意的是大量失血的输血治疗。所谓大量失血是指短时间内可引起血容量锐减、组织灌注不足、组织缺氧、低体温、代谢性酸中毒、凝血功能障碍的快速失血。临床常见的大量失血主要有：24h内失血量达到1个自身血容量，或3h内丢失自身血容量的50%，或失血速度达150ml/min并持续20min以上。

大量失血病情进展迅速，与死亡三联征密切相关（低体温、代谢性酸中毒、凝血功能障碍），死亡率高。所以对于大量失血患者，需要立即进行大量输血，原则是及早大量输入凝血成分（血浆、冷沉淀凝血因子、血小板）及红细胞成分。大量输入凝血成分的作用在于预防或纠正凝血功能障碍，避免创伤性凝血病的发生，而且还可有效降低液体输入量，避免累积液体正平衡带来的副作用。

大量输血在操作层面并不复杂，红细胞：血浆：冷沉淀凝血因子：血小板按1：（1～2）：1：1的比例进行输注即可。通常首次输血时，按"600ml新鲜冰冻血浆＋6U红细胞成分（悬浮红细胞或MAP洗涤红细胞）"的比例进行输注。再次输血时，按"400ml新鲜冰冻血浆＋4U红细胞成分＋10U冷沉淀凝血因子＋1治疗量单采血小板"的比例进行输注。以此类推，循环使用。

临床上，大量输血的难点在于对大量失血的快速准确判断、血液成分选择及何时停止输血。临床常见的大量失血患者多见于两种情形：手术及创伤患者，但两者所处环境却截然不同。手术患者处于严密的监护中，失血的受控状态及生命支持都处于最佳状态，而创伤患者却多处于自然环境中，不具备生命支持条件。所以在判断大量失血及输血决策上两者存在显著区别。

1. 术中大量失血　术中出现的大量失血，患者通常处在严密的监护中，判断其是否需要进行大量输血的主要依据是生命体征、检测指标，如凝血与纤溶指标（有条件者应动态监测TEG）。研究显示，以TEG为指导的输血策略可显著降低血液成分的使用量。大量输血时，可根据TEG检测结果对输血方案进行调整（表5-2）。当

表5-2 根据TEG检测结果调整血液成分种类与用量参考

伤情	血浆输注指征	血小板输注指征	冷沉淀凝血因子输注指征	抗纤溶药物使用指征	鱼精蛋白使用指征
创伤	R为10~14min, 10~20ml/kg FFP。R>14min, 30ml/kg FFP	MA为45~49mm, 1个治疗量单采血小板。MA<45mm, 2个治疗量单采血小板	α角 <52°, 20~30ml/kg FFP, 或3~5ml/kg冷沉淀, 或纤维蛋白原浓缩物(成人1~2g)	LY30>8%, 氨甲环酸(成人1~2g)。LY30>8%且α角增大, 或MA增大, 禁用氨甲环酸	普通杯R-肝素酶杯R>3min
多发伤合并急性骨盆或髋臼骨折	R>7min, 血浆和(或)凝血酶原复合物±红细胞	MA<48mm, 血小板±红细胞。±冷沉淀±红细胞。ADP和(或)AA抑制率>60%, 血小板±红细胞	α角<45°, 冷沉淀±红细胞	LY30>7.5%, 抗纤溶药±红细胞	-

pH < 7.21 时，应输注碳酸氢钠，纠正酸中毒、血红蛋白浓度指标（Hb、Hct 等）、内环境酸碱平衡指标（pH、BE、乳酸等）、血气分析指标，以及电解质指标（Ca^{2+}、K^+ 等）。并根据出血情况、创面有无渗血、实验室检测结果等调整输注的血液成分的种类及用量。

2. 创伤大量失血　对于创伤患者，判断是否存在大量失血时，却不能单纯依赖于实验室检测指标。创伤患者入院后的输血以挽救生命为主旨，尤其是对于大量失血患者，应采用快速、简单的指标来判断患者是否需输血治疗，不宜采用过于复杂的评判体系。

（1）快速判断大量失血的评价体系：临床常用的快速判断大量失血的评价体系主要有创伤相关严重出血评价体系（trauma associated severe hemorrhage score，TASH；McLaughlin 评价体系）、血液丢失量评价体系（assessment of blood consumption score，ABC）和休克指数评价体系（shock index，SI）。

TASH 与 McLaughlin 评价体系依赖多种检测结果，如四肢/骨盆损伤、实验室检测指标、超声结果等，同时还需考虑年龄、性别，综合多种参数进行加权、计算。暂不谈其合理性，在抢救创伤患者时，等待各项检测结果要花费一定时间，而且患者还需要到不同地点进行检查。不仅耽误了宝贵的抢救时间，还会在不断移动过程中出现意外。

ABC 及 SI 评价体系不需要实验室检测指标，也不需要对各项参数进行加权，评估简单，结果可靠，非常适合创伤患者大量失血的快速判断。具体评价方法如下。

ABC 评价体系：共有 4 个指标，心率 > 120 次/分；收缩压 < 90mmHg；创伤超声评估（FAST）阳性；穿透伤。每个指标为 1 分，累积评分 ≥ 2 分时，应启动大量输血。

SI 评价体系：SI ＝脉搏/收缩压（mmHg）。SI ≥ 1.0，预计失血量达到全身血容量的 20% ～ 30%；SI ≥ 1.5，预计失血量达到全身血容量的 30% ～ 50%；SI ≥ 2.0，预计失血量达到全身血容量的50%～70%。SI≥1.5时，应启动大量输血。

研究显示，ABC与SI相比，SI较敏感（67.7%）但特异性略低（81.3%），而ABC敏感较低（47.0%）但特异性较高（89.8%）。

需要注意的是，血液未经充分稀释的创伤患者，不能以Hb、Hct作为判断是否输血的依据。原因在于：急性大量出血早期，因血浆与红细胞等比例丢失，红细胞计数、Hb、Hct可无明显变化。在出血后，组织液渗入血管内，使血液稀释，一般须经3～4h及以上才出现贫血，出血后24～72h血液稀释到最大限度。另外，液体输入较少，血液未得到充分稀释的伤者，Hb、Hct检测结果不能真正反映患者的失血情况，因为不能作为判断是否输血的决定性指标。

（2）红细胞血型选择：在创伤患者血型未知的情况下，急需输血时，应输注O/RhD（＋）红细胞成分。

在我国，许多专家共识中都提到急救输血时应输注O/RhD（－）红细胞，这种做法不适用于临床实际情况。"急救输血时输注O/RhD（－）红细胞"的做法源自欧美等国的急救输血指南，但并不适合我国。RhD（－）个体在欧洲人群、北美高加索人群中的占比为12%～18%，而我国汉族人群RhD（－）个体仅为3‰～5‰，属于稀有血型。脱离国情及采供血机构稀有血型红细胞成分的实际供血能力，将会延误伤者的紧急抢救。

另外，多项研究结果显示，RhD（－）急性失血患者输入RhD（＋）红细胞后产生抗-D的概率较低，为3%～6%，与交叉配血相合的输血患者产生同种抗体的概率相似。而且许多符合实验室标准的溶血性输血反应的创伤患者，在临床中并未观察到溶血反应症状，实验室确诊例数远高于临床确诊例数。

总之，紧急抢救输血时，应以挽救生命为第一要务，充分考虑实际情况，遵照《临床输血技术规范》（卫医发〔2000〕184号）第十五条规定，按ABO血型同型或相容的原则进行输血，而不考虑RhD血型。

3.大量输血的治疗目标与风险　大量失血患者的治疗重点是止血，防止进一步失血。研究显示，在大量失血初期（失血3h内）使用氨甲环酸、重组活化因子Ⅶ（rFⅦ），可有效改善凝血功能，抑制纤溶进程，减少输血量。

输血是维持患者生命及内环境稳定的辅助手段。大量失血是"死亡三联征"的触发因素，治疗目标是防止因凝血功能障碍而发生不可控的失血。治疗时，应快速建立静脉通道，在扩容的基础上，输注凝血类血液成分与红细胞成分。输血时，应输注预先加温至37℃的血液成分，避免因大量输入冷库存血而加重低体温。

大量输血易引起DIC、代谢性酸中毒、低体温、血管栓塞、低钙血症、高钾血症或低钾血症（在临床实践中，低钾血症更为常见。原因在于：输血后K离子被快速吸收到细胞内，肾脏将多余的K^+排出。另外，输血的同时往往会同时输入大量晶体液，起到稀释血钾的作用，而且在应激状态下，机体分泌的多种激素可使肝、骨骼肌大大提高对钾的摄取）、酸碱平衡失调、出血倾向等。

4.大量输血的终止　大量失血患者在治疗过程中，除监测生命体征外，尚需每1～2小时动态监测如下关键指标：凝血功能、TEG、Hb、Hct、pH、乳酸、BE、Ca^{2+}、K^+等，并根据出血情况、创面有无渗血、实验室检测结果等调整血液成分种类与用量，维持患者内环境稳定。大量失血患者出血得到有效控制，或病情基本稳定，并且主要指标达到如下标准时，可停止输血：①Hb：> 70g/L。②Fib：> 1g/L。③PLT：> $50×10^9$/L，或TEG结果基本正常。

（二）血管密闭性完好的凝血功能异常

临床上，血管未破损但因其他病理因素而引起凝血功能障碍的情况更为常见，比如，免疫性血小板减少性紫癜（ITP）、血栓性微血管病［TMA。包括血栓性血小板减少性紫癜（TTP）、溶血性尿毒综合征（HUS）、HELP综合征。另外，病毒、炎症、恶性高血压、肾危象、妊娠、移植、HIV、肿瘤、化疗、单克隆抗体药物等均可引起TMA］、溶血等，均可引起血小板减少及凝血功能障碍，血常规、TEG检测结果均显示异常，但病因却并不相同。

对于以上情况引起的凝血功能异常，切忌根据检测指标盲目输注凝血类血液成分来提升凝血功能，必须充分评估病因、病程、转归，以及输注凝血成分可能带来更严重的后果。一般治疗原则是以原发病的治疗为主，而非以输注凝血成分为主。做出精准的输血治疗决定，需要有过硬的内科学知识基础。输血科工作人员要在实际工作中不断学习、参加会诊，虚心向临床医师请教，才能逐渐提高自身业务水平，为临床提供有价值的建议。例如，TTP患者，病情尚未得到充分控制时，只要患者能够耐受，没有出血危象，一般不轻易补充血小板，否则不仅不会改善症状，反而会加重病情。患者存在出血危象或伴有出血时，才会输注PLT。待病情得到控制后，根据实验室检查结果，可考虑适当补充血小板。

第四节　收费标准

依据《深圳市非营利性医疗机构医疗服务价格》对其他检测项目进行收费，收费标准见表5-3。

根据广东省医疗保障局粤医保函〔2024〕255号文件要求，深圳市医疗保障局文件深医保发〔2024〕9号文件，对血栓弹力图（TEG）检测进行价格调整。

表5-3 其他检测收费标准

编码	项目名称	除外内容	计价单位	政府指导价格（元）			
				第一档	第二档	第三档	第四档
260000010	血型抗体效价测定		每个抗体	40.0	38.0	36.0	32.0
250202039	新生儿溶血症筛查						
250202039-1	新生儿溶血症筛查（ABO新生儿溶血病实验检查）		套	46.0	43.7	41.4	36.8
250202039-2	新生儿溶血症筛查（Rh新生儿溶血病检查）		次	115.0	109.3	103.5	92.0
250203080	血栓弹力图试验（TEG）	肝素酶杯、血小板试杯	次	170.0	161.5	153.0	136.0

■思考题

1.抗体效价检测应如何选择试剂红细胞血型？

2.HDFN实验项目应如何设置？

3.如何判断创伤者是否存在大量失血？

4.TEG检测结果中的各项指标代表什么含义？

5.血管密闭性完好与否的输血有何本质区别？

参 考 文 献

［1］MacFarlane RG. An enzyme cascade in the blood clotting mechanism， and its function as a biochemical amplifier. Nature, 1964, 202: 498-499.

[2] 王庭槐, 罗自强, 沈霖霖, 等. 生理学. 9版. 北京: 人民卫生出版社, 2018: 72-79.

[3] Hoffman M. A cell-based model of coagulation and the role of factor VIIa. Blood Rev, 2003, 17 Suppl 1: S1-S5.

[4] Engelmann B, Massberg S. Thrombosis as an intravascular effector of innate immunity. Nat Rev Immunol, 2013, 13 (1): 34-45.

[5] Gaertner F, Massberg S. Blood coagulation in immunothrombosis-At the frontline of intravascular immunity. Semin Immunol, 2016, 28 (6): 561-569.

[6] Galmiche A, Saidak Z, Ghiringhelli F. Targeting coagulation to unlock antitumor immunity? Oncoimmunology, 2022, 11 (1): 2045696.

[7] Ryan TAJ, O' Neill LAJ. Innate immune signaling and immunothrombosis: New insights and therapeutic opportunities. Eur J Immunol, 2022, 52 (7): 1024-1034.

[8] Conway EM. Reincarnation of ancient links between coagulation and complement. J Thromb Haemost, 2015, 13 (Suppl 1): S121-S132.

[9] 张印则, 孟庆宝, 杨宝成. 临床输血理论与实践. 北京: 人民卫生出版社, 2012: 127-128.

[10] Stainsby D, Maclennan S, Hamlton PJ. Management of massive blood loss: a template guideline. Brit J Anaesth, 2000, 85 (3): 487-491.

[11] Cannon JW, Khan MA, Raja AS, et al. Damage control resuscitation in patients with severe traumatic hemorrhage: A practice management guideline from the Eastern Association for the Surgery of Trauma. J Trauma Acute Care, 2017, 82 (3): 605-617.

[12] Curry N, Brohi K. Surgery in Traumatic Injury and Perioperative Considerations. Semin Thromb Hemost, 2019, 46 (1): 73-82.

[13] Malbrain ML, Marik PE, Witters I, et al. Fluid overload, de-resuscitation, and outcomes in critically ill or injured patients: a systematic review with suggestions for clinical practice. Anaesth Intensive Th, 2014,

46（5）：361-380.

［14］Meneses E, Boneva D, Mckenney M, et al. Massive transfusion protocol in adult trauma population. Am J Emerg Med, 2020, 38（12）：2661-2666.

［15］Ohbe H, Tagami T, Endo A, et al. Trends in massive transfusion practice for trauma in Japan from 2011 to 2020：a nationwide inpatient database study. J Intensive Care, 2023, 11（1）：46.

［16］Abdelmonem M, Wasim H, Shedid M, et al. First Massive Transfusion Protocol（MTP）Implementation Proposal in Egypt. Am J Clin Pathol, 2022, 158（Supple1）：S161.

［17］Dudek CJ, Little I, Wiser K, et al. Thromboelastography Use in the Acute Young Trauma Patient：Early Experience of Two Level One Trauma Centers. Injury, 2020, 52（2）：200-204.

［18］Qi J, Bao L, Yang P, et al. Comparison of base excess, lactate and pH predicting 72-h mortality of multiple trauma. BMC Emerg Med, 2021, 21（1）：80.

［19］Kronstedt S, Roberts N, Ditzel R, et al. Hypocalcemia as a predictor of mortality and transfusion. A scoping review of hypocalcemia in trauma and hemostatic resuscitation. Transfusion, 2022, 62（Suppl 1）：S158-S166.

［20］García AF, Manzano-Nunez R, Bayona JG, et al. Acute kidney injury in severely injured patients admitted to the intensive care unit. Military Med Res, 2020, 7（1）：47.

［21］Johansson PI, Sørensen AM, Larsen CF, et al. Low hemorrhage-related mortality in trauma patients in a Level I trauma center employing transfusion packages and early thromboelastography-directed hemostatic resuscitation with plasma and platelets. Transfuson, 2013, 53（12）：3088-3099.

［22］Mamczak C, Maloney M, Fritz B, et al. Thromboelastography in Orthopaedic Trauma Acute Pelvic Fracture Resuscitation：A Descriptive Pilot Study. J Orthop Trauma, 2016, 30（6）：299-305.

［23］Clark C. Calculated decisions：ABC score for massive. Emerg Med Pract，2020，22（Suppl 8）：CD13-CD14.

［24］Timothy CN，Igor VV，Lesly AD，et al. Early prediction of massive transfusion in trauma：simple as ABC（assessment of blood consumption）? J Trauma，2009，66（2）：346-352.

［25］Rebecca S，David S，Danielle T，et al. Accuracy of shock index versus ABC score to predict need for massive transfusion in trauma patients. Injury，2018，49（1）：15-19.

［26］Kumar M，Ahmad J，Maiwall R，et al. Thromboelastography-Guided blood component use in patients with cirrhosis with nonvariceal bleeding：a randomized controlledtrial. Hepatology，2020，71（1）：235-246.

［27］Kappler S，Ronan-Bentle S，Graham A. Thrombotic microangiopathies（TTP，HUS，HELLP）. Hematol Oncol Clin North Am，2017，31（6）：1081-1103.

第六章　分子生物学检测基本技能

　　解决临床输血的实际问题，主要依靠血清学检测方法。在输血科实际工作中，分子生物学技术的价值体现在两个方面：血型检测及穷源朔流的科研工作。

　　在输血科日常工作中，使用分子生物学方法检测血型多用于血清学方法无法得出准确结果，或没有定型抗体而采取的替代方法。例如，近期输血患者，进行Rh因子鉴定时常会出现双群现象，无法获得准确结果，使用基因检测即可轻松解决此问题。再如，对其他血型系统抗原进行鉴定时，实验室无相应的定型抗体，则可使用基因分型法。

　　需要注意的是，临床日常工作中使用分子生物学方法检测血型，并不包括ABO血型检测，血清学方法完全可满足ABO血型鉴定对输血安全的需求。书读到这里，如果您还是心存疑惑，觉得只有基因分型才能解决ABO疑难血型鉴定问题，那就需要重新学习第二章内容。切记，解决临床输血实际问题，血清学方法检测ABO血型足矣，而且也不存在"疑难血型"这一说法。

　　分子生物学技术在血型检测中的另一大功用就是溯本求源的科研工作，研究的线索多为血清学检测呈弱凝集，例如，$A_{弱}$、$B_{弱}$、$D_{弱}$样本。使用血清学方法解决了临床输血问题后，如仍有余力，可采用基因分型、基因测序等技术手段对以上样本进行深入研究，以发现导致血清学检测"异常"的根本原因。收集大量类似样本，进行刨根问底式的研究，必会发现前所未见的东西。不过一定要有这样的心理准备：一门学问成熟之后，再想发现新的东西，每每都是往前推进一小步，都要耗费惊人的财力、物力、人力及宝贵的时间。

在血型检测与研究中，输血科使用最多的分子生物学检测技术主要是聚合酶链反应-序列特异性引物（polymerase chain reaction-sequence specific primer，PCR-SSP）法及基因测序。受客观条件限制，基因测序通常由第三方完成。使用市售试剂盒检测血型基因时，即便是没有基础的新手，按照试剂盒的使用说明多练习几次也能得出满意的结果，在此不做赘述。重点介绍的是自行合成引物进行PCR-SSP检测时，必须掌握的引物设计、反应体系调整，以及后续问题处理的技术基础。

第一节　引物设计

基因由一连串的A、G、C、T四种脱氧核苷酸按不同的顺序排列组成，一眼看去，各血型系统的脱氧核苷酸排列顺序似乎差别不大，尤其是高度同源的基因更难分辨其差异所在。由此带来的难题是如何保证扩增出来的目标片段一定是希望检测的目标基因，而不是其他基因。这就需要通过设计特异性引物，来保证检测结果的准确。

一、基因序列查找

对某个血型基因进行检测，首先要知道该基因的脱氧核苷酸序列，常用到的序列有基因组序列及mRNA序列。简单地讲，基因组序列包括编码区序列（外显子序列）及非编码区序列（调控区序列及内含子序列），而mRNA序列只包括编码区序列。利用生物信息库，如美国国家生物技术信息中心（National Center for Biotechnology Information，NCBI.https：//www.ncbi.nlm.nih.gov）、欧洲分子生物学实验室数据库（https：//www.embl.org）、Ensembl数据库（https：grch37.ensembl.org/index.html），查找到目标基因序列。

下面以最常用的NCBI数据库为例,介绍如何查找目标基因的参考序列(reference sequence,RefSeq)。

例如,查找RHD基因的参考序列,第一步进入NCBI数据库网页(https://www.ncbi.nlm.nih.gov/guide/genetics-medicine/),选择"Gene"数据库(图6-1):在"Search"栏中输入要查找的基因名称RHD,然后回车,得到查询结果(图6-2):即可看到不同转录本的参考序列、RhD蛋白氨基酸参考顺序及RHD基因参考序列,图中"RefSeqGene(1)"即为RHD基因参考序列,只有一个。点击"RefSeqGene(1)"即可获得RHD基因参考序列的详细信息。其中使用最多的信息主要有以下几种:

基因编号: NCBI Reference Sequence: NG_007494.1

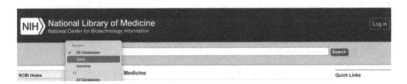

图6-1　NCBI基因数据库查询界面

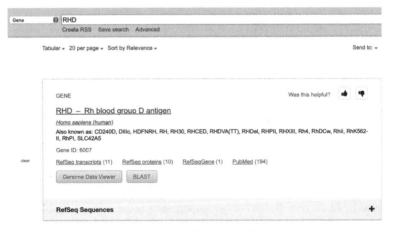

图6-2　RHD基因查询结果

基因全长: gene complement (＜ 1.. ＞ 64956)

外显子在 mRNA 中的起止位置: mRNA join (5020...5206, 17084...17270, 23152...23302, 33457...33604, 34031...34197, 35833...35970, 39107...39240, 49511...49590, 54400...54473, 61409...62956)。根据以上数据, 可以计算出 RHD 基因第 1 ～ 10 外显子长度分别为: 187、187、151、148、167、138、134、80、74、1548bp。

CDS 区的组成: CDS join (5059...5206, 17084...17270, 23152...23302, 33457...33604, 34031...34197, 35833...35970, 39107...39240, 49511...49590, 54400...54473, 61409...61435)。根据以上数据, 可以计算出 RHD 基因第 1 ～ 10 外显子在 CDS 区中的长度分别为: 148、187、151、148、167、138、134、80、74、27bp。

RHD 基因组序列: 位于详细信息的最下部, 部分截图如下 (图 6-3)。

对照序列信息可以轻松找到外显子、CDS 区等的具体序列。

保存详细信息的方式的有 3 种: 点击界面右上角的 "Sent to" 下拉菜单, 选择适合的方式进行保存 (图 6-4)。

```
ORIGIN
     1 gacaccccag ccacgccaag ccgggaagtc cccgcctcct ggagctgaac ccgcccctct
    61 cccagaggtg gagctgcggg gggcgggaac aggcacggag aaaataaaca agactaaaaa
   121 gtcctgagta gcgctgtgtg gccgcaaacc tgaacccacc ttttgcacca cgcgggaccc
   181 cgccgcttc ctgccacca cccctgaggg ggctggcgcgg ccgacccag tactagaaaa
   241 cactcgtcac ctcaatcaag acgggtacga aggccaacgg acgccttcct ttagaacgct
   301 cagcacacag agcaacttct cacgcctact ctcaaatggc gtactccaaa ctagcactcc
   361 cgacgtccag ctgtgaaccc agagcggcgg aaagcccctg aacccagcgc ccgggcatgc
   421 gcagacgcgt tgttgtggtg ggcgtggctc cctccggacc cggcgccccg ccctccgccc
```

图 6-3　RHD 基因组序列 (局部)

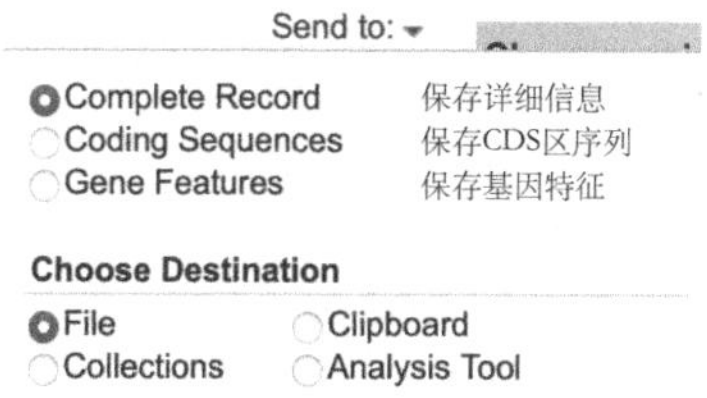

Send to: ▾

○ Complete Record　　保存详细信息
○ Coding Sequences　　保存 CDS 区序列
○ Gene Features　　　保存基因特征

Choose Destination

○ File　　　　　　○ Clipboard
○ Collections　　　○ Analysis Tool

图 6-4　不同基因信息的保存方式

在引物设计中，常用信息主要有基因组序列及CDS区序列。可以通过如下方式进行保存。

基因组序列保存：点击"Complete Record"，选择"File"，在"Format"菜单中选择"FASTA"格式，再点击"Create File"（图6-5）。

CDS序列保存：点击"Coding Sequences"，可保存CDS区碱基序列及蛋白质氨基酸顺序，选择"FASTA Nucleotide"，再点击"Create File"（图6-6）。

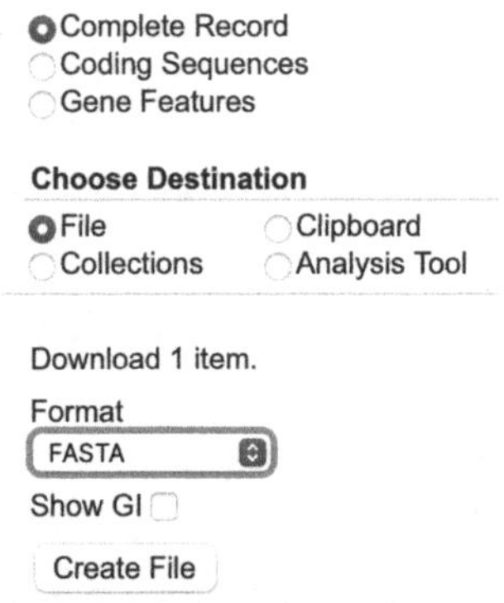

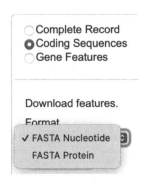

图6-5　基因组序列保存方式

图6-6　CDS序列保存方式

二、差异标注

对DNA进行检测时，应以基因组序列为参照来设计引物，检测mRNA时，则以mRNA序列为参考。设计引物时，特异性是必须考虑的重点问题。比如，设计 *RHD* 基因检测的特异性引物，一定要保证只检出 *RHD* 基因，而不会扩增与 *RHD* 基因高度同源的 *RHCE* 基因。这就要求必须知道两者的碱基差异，使用Blast工具可达到这一目的。

下面以mRNA序列为例，介绍如何找出 *RHD* 与 *RHCE* 的差异位点。点击NCBI在线Blast工具网站（https：//blast.ncbi.nlm.nih.gov/Blast.cgi），进入Blast主界面（图6-7）：

点击左侧的"Nucleotide Blast"，进入对比界面，勾选"Align two or more sequences"后，在"Enter Query Sequence"和"Enter Subject Sequence"中分别点击"选取文件"。分别上传RHD CDS序列及RHCE CDS序列文件。点击左下角的

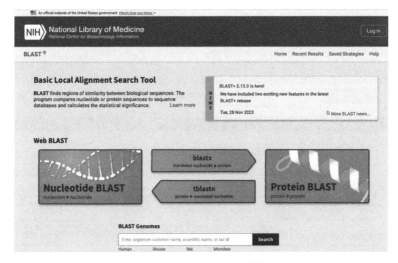

图6-7　NCBI Blast主界面

"BLAST"按钮（图6-8）。

稍等片刻，即可获得*RHD*与*RHCE* CDS区序列差异（图6-9）：

其中"Score"（简称S值）表示两个序列的同源性，分值越大则相似度越高。"Query Cover"表示重叠程序，百分比越大则表示重叠程度越高。"E value"表示S值的可靠程度，其含义是在随机情况下，其他序列与目标序列相似的可能性，S值越小则

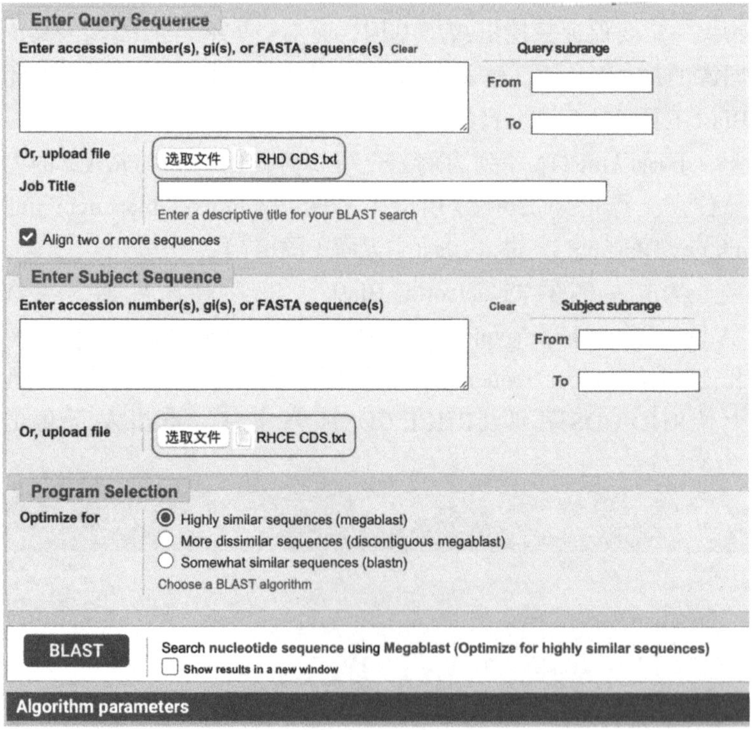

图6-8 NCBI Blast数据录入

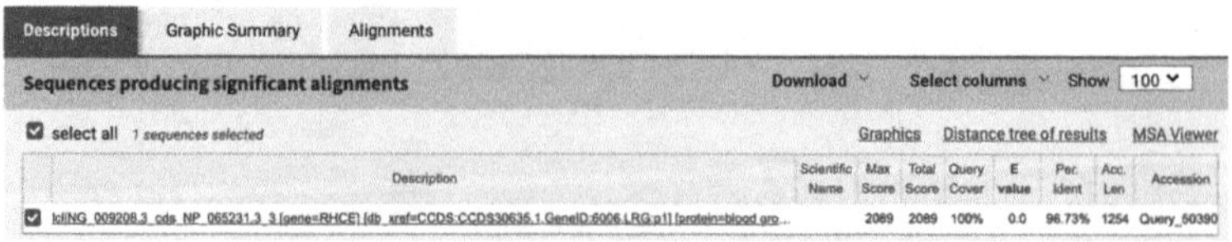

图6-9 NCBI Blast基因差异显示方式

可能性越低。"Per.Ident"表示相似度，RHCE基因与RHD基因CDS序列的相似度为96.73%。"Acc.Len"表示目标序列的碱基长度，本例中*RHCE* CDS长度为1254bp。点击"Alignments"可以查看详细的碱基差异（图6-10）：

```
                                              ★366T为第3外显子起始位
Query   301 RHD TTCCCTTCTGGGAAGGTGGTCATCACACTGTTCAGTATTCGGCTGGCCACCATGAGTGCT   360
            |||||||||||||||||||||||||||||||||||||||||||||||||||||||||||
Sbjct   301 RHCE TTCCCTCCTGGGAAGGTGGTCATCACACTGTTCAGTATTCGGCTGGCCACCATGAGTGCT   360
                                        380    383
Query   361 TTGTCGGTGCTGATCTCAGTGGATGCTGTCTTGGGGAAGGTCAACTTGGCGCAGTTGGTG   420
            |||||||||||||||||||| ||  || ||||||||||||||||||||||||||||||||
Sbjct   361 ATGTCGGTGCTGATCTCAGCGGGTGCTGTCTTGGGGAAGGTCAACTTGGCGCAGTTGGTG   420

Query   421 GTGATGGTGCTGGTGGAGGTGACAGCTTTAGGCAACCTGAGGATGGTCATCAGTAATATC   480
            |||||||||||||||||||||||||||| ||||||| |||||||||||||||||| |||||
Sbjct   421 GTGATGGTGCTGGTGGAGGTGACAGCTTTAGGCACCCTGAGGATGGTCATCAGTAATATC   480
                     ★487A为第4外显子起始位
Query   481 TTCAACACAGACTACCACATGAACATGATGCACATCTACGTGTTCGCAGCCTATTTTGGG   540
            ||||||||||||||||||||||||||  ||||| ||| ||||||||||||||||| |||||
Sbjct   481 TTCAACACAGACTACCACATGAACCTGAGGCACTTCTACGTGTTCGCAGCCTATTTTGGG   540

Query   541 CTGTCTGTGGCCTGGTGCCTGCCAAAGCCTCTACCCGAGGGAACGGAGGATAAAGATCAG   600
            ||| |||||||||||||||||||||||||||||||||||| ||||||||||| |||||||
Sbjct   541 CTGACTGTGGCCTGGTGCCTGCCAAAGCCTCTACCCAAGGGAACGGAGGATAATGATCAG   600

Query   601 ACAGCAACGATACCCAGTTTGTCTGCCATGCTGGGCGCCCTCTTCTTGTGGATGTTCTGG   660
            | |||||||||| ||||| ||||||||||||||||||||||||||||||||||| |||||
Sbjct   601 AGAGCAACGATACCCAGTTTGTCTGCCATGCTGGGCGCCCTCTTCTTGTGGATGTTCTGG   660

Query   661 CCAAGTTTCAACTCTGCTCTGCTGAGAAGTCCAATCGAAAGGAAGAATGCCGTGTTCAAC   720
            |||||||| ||||||||||||||||||||||||||| |||||||||||||||| |||||||
Sbjct   661 CCAAGTGTCAACTCTGCTCTGCTGAGAAGTCCAATCCAAAGGAAGAATGCCATGTTCAAC   720

Query   721 ACCTACTATGCTGTAGCAGTCAGCGTGGTGACAGCCATCTCAGGGTCATCCTTGGCTCAC   780
            |||||||||||||| ||||||||| |||||||||||||||||||||||||||||||||||
Sbjct   721 ACCTACTATGCTCTAGCAGTCAGTGTGGTGACAGCCATCTCAGGGTCATCCTTGGCTCAC   780

Query   781 CCCCAAGGGAAGATCAGCAAGACTTATGTGCACAGTGCGGTGTTGGCAGGAGGCGTGGCT   840
            ||||||||||||||||||||||| |||||||||||||| ||||| |||||||||||||||
Sbjct   781 CCCCAAAGGGAAGATCAGCATGACTTATGTGCACAGTGCGGTGTTGGCAGGAGGCGTGGCT   840

Query   841 GTGGGTACCTCGTGTCACCTGATCCCTTCTCCGTGGCTTGCCATGGTGCTGGGTCTTGTG   900
            ||||||||||||||||||||| |||||||||||||||||||||||||||||||||||||||
Sbjct   841 GTGGGTACCTCGTGTCACCTGATCCCTTCTCCGTGGCTTGCCATGGTGCTGGGTCTTGTG   900

Query   901 GCTGGGCTGATCTCCGTCGGGGGAGCCAAGTACCTGCCGGGGTGTTGTAACCGAGTGCTG   960
            |||||||||||||||||| ||||||||||||||||| ||||||||| ||||||||||||||
Sbjct   901 GCTGGGCTGATCTCCATCGGGGGAGCCAAGTGCCTGCCGCGGTGTGTTGTAACCGAGTGCTG   960

Query   961 GGGATTCCCCACAGCTCCATCATGGGCTACAACTTCAGCTTGCTGGGTCTGCTTGGAGAG   1020
            |||||||||| |||||| |||||||||||||||| ||||||||||||||||||||||||||
Sbjct   961 GGGATTCACCACATCTCCGTCATGCACTCCATCTTCAGCTTGCTGGGTCTGCTTGGAGAG   1020

Query  1021 ATCATCTACATTGTGCTGCTGGTGCTTGATACCGTC-GGAGCCGGCAATGGCATGATTGG   1079
            |||| ||||||||||||||||| |||| ||| || ||    ||||||||||||||||||||
Sbjct  1021 ATCACCTACATTGTGCTGCTGGTGCTTCATACTGTCTGGAA-CGGCAATGGCATGATTGG   1079

Query  1080 CTTCCAGGTCCTCCTCAGCATTGGGGAACTCAGCTTGGCCATCGTGATAGCTCTCACGTC   1139
            ||||||||||||||||||||||||||||||||||||||||||||||||||||||||||||
Sbjct  1080 CTTCCAGGTCCTCCTCAGCATTGGGGAACTCAGCTTGGCCATCGTGATAGCTCTCACGTC   1139

Query  1140 TGGTCTCCTGACAGGTTTGCTCCTAAATCTTAAAATATGGAAAGCACCTCATGAGGCTAA   1199
            |||||||||||||||||||||||||||||| |||||||||||||||||||||||||||||
Sbjct  1140 TGGTCTCCTGACAGGTTTGCTCCTAAATCTCAAAATATCCAAAGCACCTCATGGCTAA   1199
                                ★1228T为第10外显子起始位
Query  1200 ATATTTTGATGACCAAGTTTTCTGGAAGTTTCCTCATTTGGCTGTTGGATTTTAA   1254
            |||||||||||||||||| |||||||||||||||||||||| ||||||||||||||
Sbjct  1200 ATATTTTGATGACCAAGTTTTCTGGAAGTTTCCTCATTTGGCTGTTGGATTTTAA   1254
```

图6-10　*RHD*与*RHCE* CDS区碱基差异（局部）

根据CDS区的组成可计算出每一个外显子的长度，标于图中可以清晰地观察到扩增不同外显子时，高度同源的*RHD*与*RHCE*碱基差异及引物特异性应选择的位置。需要注意的是，来源不同数据库的基因组序列可能存在一些差异，分析时应综合多种数据。

三、引物设计原则

设计引物时，要遵循以下基本原则。

（一）引物长度

引物长度一般为15～30bp，以20bp左右较好。

（二）特异性

引物应与核酸序列数据库中的其他序列无明显同源性。引物沿着模板按5′→3′方向延伸，为保证扩增产物的特异性，两条引物中至少一条的3′端应落在特异性位点上。3′端为C或G优于T或A，C或G更有利于引物的锚定和延伸。与3′端相连的碱基最多只能含有3个G或C，否则会引起非特异性扩增。

（三）引物互补结构

上下游引物之间不能具有互补结构，尤其是3′端，否则会在退火时形成引物二聚体。

（四）GC含量

引物的GC含量最好能控制在40%～60%，且G与C均匀分布为宜，可避免错配。GC含量过低会导致扩增效果不佳，而过高又易引起非特异条带的出现。

（五）Tm值

引物的Tm值需要控制在55～70℃，而且上、下游引物Tm值要接近，两者相差不能超过5℃。

（六）扩增产物长度

扩增产物以200～500bp为宜。

以扩增 *RHD* mRNA第3～10外显子为例，引物设计应首先看特异性位点在哪里。380T、383A是 *RHD* mRNA第3外显子特有的碱基（图6-10），以383A作为上游引物的3′端，沿5′端方向选取一定数量的碱基，可获得一条上游引物：5′-TGCTGATCTCAGT-GGA-3′。第10外显子并无 *RHD* 特异性，但上游引物已具有 *RHD* 特异性，故可不考虑第10外显子的特异性。按引物设计的一般原则，选择下游引物即可，可以5′-AATCCAACAGCCAAATG-3′为下游引物。

上、下游引物确定后，还需对引物质量进行检验，即Tm值、二聚体等。可使用在线工具对引物质量进行分析，以操作简单的Primer3 Plus分析工具为例（https：//www.primer3plus.com/index.html）进行检验。进入主界面后，将"Task"选项设置为"check primers"，然后导入模板序列，将上、下游引物分别填入"Pick left primer"和"Pick right primer"处，点击右上角的

"Check Primer"即可对引物特征进行分析（图6-11）。

最后还需对引物特异性进行分析，避免使用无特异性的引物而导致数据分析错误。引物特异性检验可使用Primer-Blast（https://www.ncbi.nlm.nih.gov）进行分析，进入主界面后，选择"Primer-BLAST"工具（图6-12）：

在"PCR Template"处导入*RHD* CDS序列，填入上、下游引物序列，然后点击左下方"Get Primers"（图6-13）。

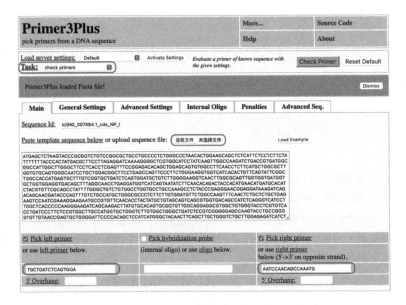

图6-11　Primer3 Plus分析工具检验引物质量示意图

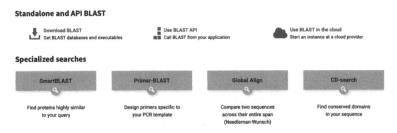

图6-12　Primer-BLAST检验引物特异性界面

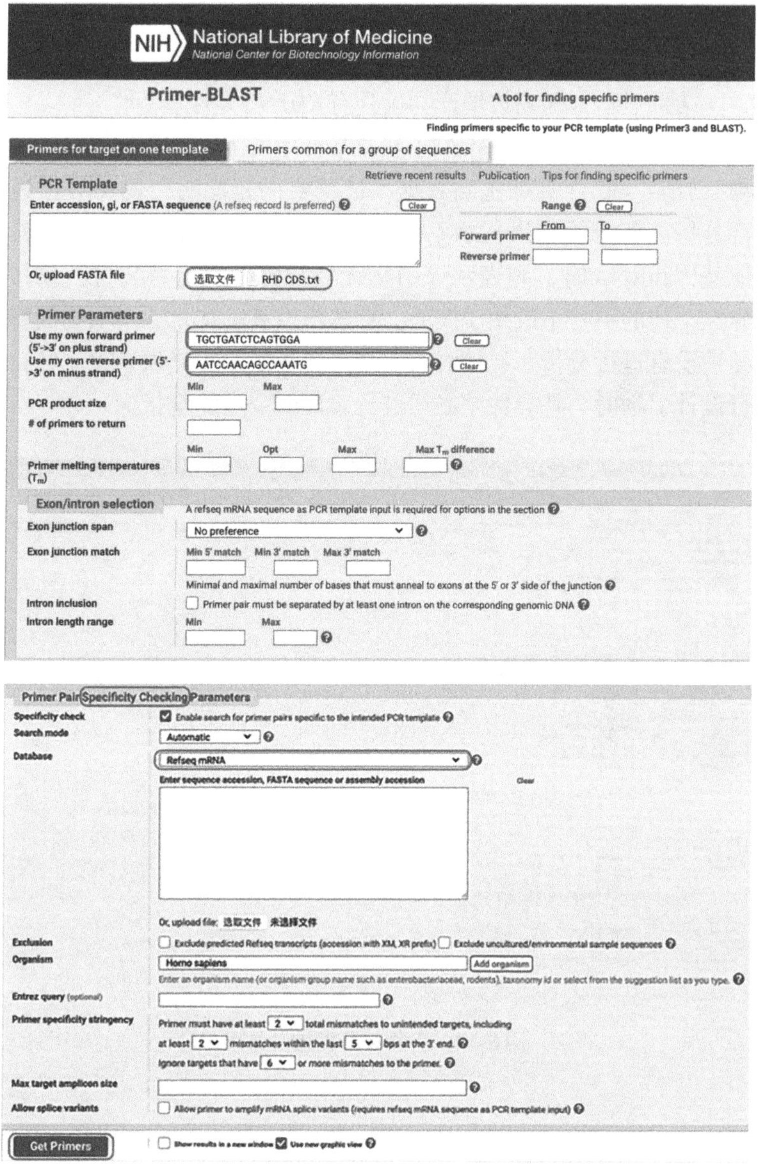

图6-13 引物特异性检验的数据录入及参数选择

稍等片刻后，即可得到引物特征及特异性分析结果（图6-14）：

结果显示，引物扩增产物仅具有*RHD*特异性。

NCBI网站Primer-BLAST是非常有用的工具，不仅能给出引物Tm值、GC含量等基础数据，最重要的是能对引物特异性进行分析。若分析结果显示不仅能检出*RHD* mRNA，还能检出其他基因mRNA时，则表示该引物无特异性。没有特异性，或特异性不佳的引物不应用于实验。有些已发表的文章，对引物的特异性没有进行分析，导致对实验结果分析时得出错误结论。在自行设计引物时，特异性是必须进行验证的一项关键指标。

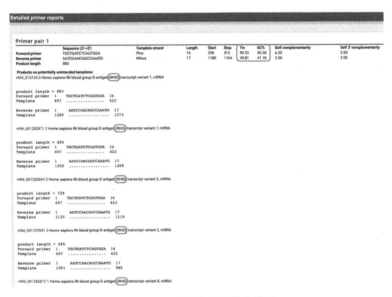

图6-14　引物特异性检验结果

四、引物合成、纯化、稀释与保存

完成引物设计后，引物的合成通常交由第三方完成。输血科工作人员虽不直接合成引物，但必须了解引物合成时用到的纯化方式，以便根据检测目的选择适合的纯化方法。另外，还需掌握影响PCR扩增效果的引物稀释及保存方法。

（一）引物纯化

引物在合成过程中，不可避免地会混入一些杂质，比如，合成过程中产生的长度不一的非目标序列、突变序列、合成原料、盐等，这些杂质会影响PCR反应对目标序列的扩增。所以合成的引物需进行纯化，不同的纯化方式纯化效果、适用范围存在差异，研究人员应根据检测目的选择适合的纯化方式。目前常用的引物纯化方式主要有以下几种。

1.DSL脱盐纯化　利用反相C-18层析柱对合成的引物进行脱盐处理，可去除混入的氨、盐等杂质，但不能有效去除合成过程中产生的小片段。经毛细管电泳纯化后，引物纯度＞45%。适用于要求较低的常规PCR、RT-PCR、RT-PCR的第一条链cDNA合成及简单测序。

2.TON纯化/高亲和纯化　利用反相层析法，可去除合成过程中产生的失败序列。适用于＜35nt的引物纯化，经毛细管电泳纯化后，引物纯度＞75%。适用于PCR、指定突变点检测、文库合成时的第一条链cDNA合成、克隆接头、蛋白结合凝胶迁移电泳分析等。

3.HPLC纯化　利用高效液相色谱法，可以有效去除引物合成过程中产生的短片段，是使用最广泛，纯化效果较好的纯化方式。特别适合＜40nt引物的纯化，经毛细管电泳纯化后，引物纯度＞85%。适用于定点突变、克隆测序、蛋白结合凝胶迁移电泳分析等。

4.PAGE纯化　利用聚丙烯酰胺凝胶电泳法，可有效分离目标引物和失败序列，获得高纯度的引物。尤其适用于＞40nt

的引物纯化，经毛细管电泳纯化后，引物纯度＞85%。适用于Gene trapper筛选、PCR产物克隆表达、全基因合成、基因重组等。

（二）引物稀释与保存

第三方合成的引物为OligoDNA，经真空冷冻干燥后，呈白色粉末状，常附于离心管壁。引物使用前应先离心，再用引物稀释液（TE）或双蒸水进行稀释，储存浓度为100μmol/L，使用浓度为10μmol/L。稀释后的引物应分装储存，避免反复冻融。

第二节　PCR反应体系调整

经过层层筛选，最终获得符合各种条件的理想引物非常困难。特异性位点限制了引物选择的余地。综合考虑后，选择各方面都还可以的引物即可。引物究竟好不好用，还得通过实验才能得到验证。实验时可通过对PCR扩增参数的调整，来弥补引物存在的一些缺陷。

一、PCR反应体系

PCR反应体系主要包括样本DNA、dNTP、引物、DNA聚合酶、缓冲液（buffer）、Mg^{2+}等。各种成分均对PCR扩增反应造成影响，甚至决定实验的成败，技术人员应了解各成分在扩增反应中所起作用及基本要求。

（一）样本DNA纯度

DNA样本在提取过程中难免会混入一些杂质，如蛋白质、RNA、试剂成分（有机物、盐离子等），这些杂质会影响PCR反应，甚至导致扩增失败。样本DNA的纯度是影响PCR反应准确性与可重复性的关键因素，光谱法是评价DNA纯度的常用方法，通过OD260/280、OD260/230比值来判断样本DNA的纯度。

1. OD260/280比值 　OD260/280比值是衡量蛋白质污染的指标。DNA溶液中，碱基在260nm紫外波段具有最大吸收峰，而蛋白质会在280nm处产生吸收峰，通过比较260nm与280nm波长处的吸收峰强度，可大致判断样本DNA被蛋白质污染的程度。

样本DNA纯度越高，OD260/280比值越接近1.8。对于PCR扩增反应，OD260/280比值在1.7～2.0，均可接受，混入的蛋白质对扩增反应不会产生明显影响。若OD260/280比值低于1.7，说明DNA样本中含有较多的蛋白质；若高于2.0，说明样本存在RNA污染，需纯化后方可使用。

2. OD260/230比值 　OD260/230比值是衡量有机物、盐离子等污染的指标。提取样本DNA时，会用到有机物、盐离子化合物（如胍盐、苯酚等），这些物质在230nm波长处达到最大吸收峰。OD230数值越高，表示DNA样本中混入的有机物、盐离子越多。纯度较高的DNA样本，OD260/230比值应大于2.0，可接受范围在1.8～2.2。另外，纯度较高的RNA样本，OD260/230比值可接受范围在1.9～2.0。若OD260/230比值低于1.5，说明样本中混有大量的有机物、盐离子等污染物，需纯化后方能使用。

（二）引物用量

每条引物的浓度在0.1～1μmol/L为宜，引物浓度偏高会引起错配及非特异性扩增，且可增加引物之间形成二聚体的机会。

（三）DNA聚合酶

PCR扩增反应常用的DNA聚合酶有TaqDNA聚合酶和高保真DNA聚合酶，应根据实验目的选择适合的DNA聚合酶。

TaqDNA聚合酶常用于普通PCR扩增及RT-PCR（反转录聚合酶链反应），而高保真DNA聚合酶多用于基因测序。DNA聚合酶浓度过高可引起非特异性扩增，浓度过低则合成产物量减少。在50μl的PCR反应体系中，DNA聚合酶的用量一般为1～5U。

（四）dNTP

在PCR反应中，dNTP一般为50～200μmol/L，浓度过低会降低PCR产物量。

（五）Mg^{2+}浓度

DNA聚合酶的活力随Mg^{2+}浓度的增大而增强，在一般的PCR反应中，Mg^{2+}浓度一般为1.5mmol/L。若需增加PCR产物量，可适当加大Mg^{2+}用量。若PCR扩增产物特异性不强，可酌情减少Mg^{2+}用量。

（六）缓冲液

市售DNA聚合酶一般都有配套的buffer，选用配套buffer扩增效果较好。有些buffer中已添加了Mg^{2+}，标识为Mg^{2+}plus。若扩增的目的DNA中GC含量较高（如ABO基因的扩增），选用GCbuffer效果更好。

二、PCR扩增反应参数

PCR扩增反应参数主要有温度、时间及循环次数，各参数的设置会对PCR扩增结果产生显著影响。

（一）变性温度与时间

可根据DNA聚合酶说明书推荐的反应温度、反应时间进行设定，变性温度通常在94 ～ 98℃，反应时间在20 ～ 30s。变性温度低、时间短时，DNA变性不充分。变性温度高、时间长时，会影响DNA聚合酶的活性。

（二）退火温度与时间

退火温度是影响PCR反应特异性的关键参数。退火温度与时间的设定，取决于引物长度、碱基组成、扩增产物的长度。退火温度过低会增加引物和模板DNA之间的非特异性结合，出现非特异性条带，而退火温度过高则会导致扩增效率降低。可根据引物的Tm值来设定退火温度。一般地，退火温度为Tm值 ± （2 ～ 5）℃，退火时间一般为30 ～ 60s。

退火温度的最终确定，需通过预实验来摸索。在其他反应参数确定的情况下，以Tm值为参照，设置适当的退火温度梯度，可以0.5 ～ 2℃递增进行，如50.5、51.0、51.5、52.0……，筛选出最优退火温度。在Tm值允许范围内，选择较高的退火温度可有效降低引物和模板间的非特异性结合，提高PCR反应的特异性。

（三）延伸温度与时间

延伸温度取决于DNA聚合酶的最适反应温度，通常为70～75℃。延伸温度要求比较严格，一般不可随意更改。有时延伸温度相差1℃就会导致PCR反应的失败。

延伸时间取决于扩增片段的长度。目的片段＜500bp时，延伸时间通常为20s。目的片段在500～1200bp时，延伸时间需40s。目的片段＞1200bp时，则需增加延伸时间。也可以500 bp/30s为基准，根据目的片段的长度计算出延伸时间。

（四）循环次数

PCR扩增反应的循环次数一般在25～35次。随着循环次数的增加，产物浓度越来越高，会出现产物自身结合而不与引物结合的现象，导致扩增效率降低。另外，DNA聚合酶的活性也会随着循环次数的增加而降低，同时引物与dNTP浓度也会因消耗而下降，从而出现平台效应，而且也更易发生错误掺入，使非特异性产物增加。因此，只要扩增产物量能够满足实验需要时，应尽量减少循环次数。

降落PCR可提高PCR扩增的特异性及扩增效率，即由高至低选择2～3个不同的退火温度，高退火温度可提高扩增反应的特异性，低退火温度可提高扩增效率，总的循环次数控制在25～35次。

三、PCR扩增产物分析

一般采用琼脂糖凝胶电泳对PCR扩增产物的特异性、目的片段大小进行分析，琼脂糖浓度多为1%～2%，目的片段长度与琼脂糖浓度成反比。目的片段长度为100～500bp时，常用2%琼脂糖凝胶电泳进行分析。

四、PCR反应参数的调整

在摸索PCR反应条件时，电泳结果往往并不理想，如无明确的特异性条带、无目的条带、条带拖尾、目的条带亮度过低等。此时需对PCR反应体系及扩增参数进行调整，以获得理想的实验结果。

PCR反应体系各成分浓度一般均取标准浓度，所以调整的重点应放在扩增参数上。扩增参数主要包括3个反应阶段的温度、时间和循环次数等多个变量，调整参数时，应只对其中一个参数进行调整，其他暂时不变，这样实验较易成功。

（一）拖尾、多条带的参数调整

当阳性对照出现拖尾、涂抹带或有多个条带，阴性对照出现条带时（图6-15A），首先应考虑退火温度过低而引起的非特异性扩增。可通过设置温度梯度的方法，摸索最适反应条件，直至阴性对照无条带，而阳性对照条带清晰且与目标长度一致。

一般地，随着退火温度的升高，产物生成效率将会降低，目的产物量相应减少，电泳观察结果会发现目标条带亮度下降（图6-15B）。但需注意，并非退火温度越高越好，PCR反应都有一个

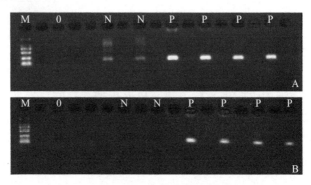

图6-15 退火温度升高后电泳条带的变化

A.阴性对照出现条带；B.提高退火温度后，阴性对照条带消失但产物量有所降低。M.Marker；0.空白对照；N.阴性对照；P.阳性对照

最适退火温度，有时退火温度升高，特异性反而会下降，最适退火温度通常需在55～65℃摸索、确定并验证。

另外，引起拖尾、多条带的原因还可能是反应体系中酶量过多、酶不合适、dNTP浓度过高、Mg^{2+}浓度过高、循环次数过多。解决办法相对简单，针对以上各原因可分别采取减少酶用量、更换酶试剂、降低dNTP浓度、适当降低Mg^{2+}浓度、减少循环次数等方法逐一验证，并确定扩增反应最佳条件。

若扩增的目的DNA中GC含量较高（如ABO基因启动子区域），即使提高退火温度，也无法获得特异性良好的扩增产物，电泳图中往往出现"搓板"样的条带群。可使用GC buffer，或在PCR反应体系中加入甘油，即可获得理想的结果（图6-16）。

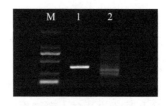

图6-16 ABO基因启动子PCR-SSP检测结果

M.Marker；1.使用GC buffer的扩增效果，产物特异性强，呈一条明亮的条带，且与目标长度一致；2.使用普通Buffer的扩增结果，产物特异性差且条带呈"搓板"状

（二）引物二聚体

在PCR扩增反应的各要素中，引物无疑是关键因素之一。某些需要扩增的目的基因，存在较多的重复或相似序列。受目的基因的限制，上、下游引物也会有很多相似的碱基序列，在扩增时会产生大量引物二聚体。遇到此种情况时，无需改变引物设计，不必刻意消除引物二聚体（也无法办到），而是应将精力放在整体PCR反应体系来获得特异性强的扩增产物上。图6-17所示为Mur血型PCR-SSP检测结果，虽有大量引物二聚体，但仍能获得很好的特异性结果。

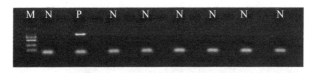

图6-17　Mur血型PCR-SSP检测结果

N与P电泳结果虽均有清晰的引物二聚体条带，但通过调整反应体系，阳性样本扩增产物特异性良好且条带清晰明亮，并不影响结果的判断。M.Marker；N.Mur抗原阴性样本；P.Mur抗原阳性样本

（三）无条带或条带亮度过低

1.退火温度过高　当电泳结果出现无条带或条带亮度过低时，首先应考虑退火温度过高而引起产物量减少。可通过设置温度梯度的方法，逐渐降低退火温度，摸索最适反应条件，直至目的产物出现清晰明亮的条带。但需注意，为提高扩增产物量不能将退火温度设置的过低，而导致阴性对照出现非特异性扩增条带。

2.样本DNA质量不高　样本DNA质量是影响扩增效果的关键因素，使用质量不高的样本DNA（OD260/280、OD260/230不符合要求），扩增后会出现无目的产物或产物量很少的情况，易导致假阴性结果。

3.内对照选择不当 不同基因片段的扩增效率不同，PCR扩增反应中的内对照引物应以被检基因的共同片段作为模板进行设计，以便通过内对照扩增产物更为准确地监控PCR反应体系。

目前，许多内对照引物的设计是以表达稳定、扩增效率高的基因（如HGH、GAPDH、Actin等）作为参照基因，以达到扩增效率高、产物量大的目的。在市售基因检测试剂盒中，此种情况尤为普遍。导致的后果就是当样本DNA质量不够好时，内对照扩增非常成功，电泳时可见清晰的内对照条带，但却没有目的条带，得出一个错误的假阴性结果（图6-18）。这也提示，内对照应以被检基因的共同片段来设计为佳，可以更加准确地监控反应体系扩增效果。

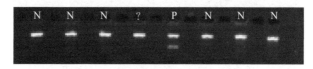

图6-18 以HGH为内参基因出现的阳性样本漏检

N.阴性样本；P.阳性样本；?.阳性样本未检出

另外，引起无条带或条带亮度过低的原因还包括酶不合适、dNTP浓度过低（有时见于多重PCR）、Mg^{2+}浓度过低、循环次数过少。针对不同原因，可采用更换酶、增加dNTP浓度、适当增加Mg^{2+}浓度、增加循环次数等方法予以解决。

需注意的是，在增加扩增循环次数时，一些非特异产物量也会随之增加，会造成假阳性结果，并对基因测序造成干扰。因此，循环次数应在产物量"够用"的基础上予以控制。

（四）其他PCR扩增参数的调整

PCR扩增参数主要是温度、时间和循环次数。通常情况下，变形、退火、延伸3个步骤交替进行，通过摸索和调整温度、时间和循环次数就能得到满意结果。但有些情况还需要更为灵活地调整扩增步骤，才能获得满意的结果，例如通过改变退火温度和循环次数的降落PCR。

降落PCR可提高PCR扩增的特异性与扩增效率，即选择2～3个退火温度，退火温度由高到低，高温度提高扩增特异性，低温度提升扩增效率，总的循环次数控制在25～35次。退火温度由高到低，目的还是提高特异性，减少非目的产物，得到正确的结果。阶段1采用高退火温度，引物与目的基因少量结合扩增，非目的基因不结合。在阶段2降低了退火温度，引物与目的基因有更多结合，形成优势模板，非目的基因可能有少量扩增。阶段3循环次数一般为10～15次，目的是使优势模板扩增的产物量达到可以观察的水平，而非目的基因即使有扩增产物，但因产物量少而在电泳后的凝胶上观察不到产物，从而获得特异性高的结果。

第三节　基因测序

基因测序是研究和发现基因新变异最有效的方法。分子生物学实验中通常将扩增产物直接用于测序，测序时需提供测序引物（可以是扩增引物，也可以是单独设计的测序引物）。

PCR产物直接测序时，前30～50bp和终止前的序列均无法正确读取，故在设计引物时要考虑目标区域的冗余。此外，测序用的PCR扩增产物需满足两个条件：①产物量够；②产物中的目标产物纯度高。若含有较多的非特异性产物，测序图中底部会出现大量的杂带，杂带峰高的甚至会影响结果的判读。这两个条件是否满足，需通过优化扩增参数来实现。主要是调整退火温度和循环次数，退火温度的调整在此不再赘述，而循环次数与产物量成正相关。另一方面，随着循环次数的增加，容易发生错误掺入，使非特异性产物增加。因此，在得到足够产物的前提下，应尽量减少循环次数，通常建议循环次数设定在25～30次，最多不超过35次。电泳后在凝胶上观察产物应条带清晰，亮度较高方可送交测序。

扩增产物通常是两条等位基因扩增产物的混合物，但也可以是单个等位基因的扩增产物，取决于研究的目标。混合产物的测序结果有助于发现单个位点的碱基改变。测序图中出现套叠峰，提示在此位置上有一条等位基因出现点突变（图6-19）。若其中一个等位基因存在碱基缺失，则测序结果会从碱基缺失位置起连续出现错位峰。例如，若A/O、B/O杂合子中的O基因为 *ABO*O01*（261delG），则在测序时会出现连续错位峰。

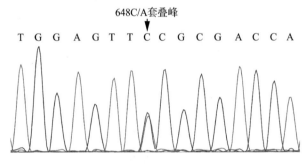

图6-19　点突变在测序图中出现的套叠峰

当基因存在多个位点的碱基突变时，面临的难题是如何确定这些突变位点究竟位于哪个等位基因，是在一条等位基因上，还是分别在不同的等位基因上？这就需要判断单倍型的碱基突变，所使用的测序方法则是单链扩增产物测序或克隆测序。

单链扩增产物测序是指根据某一已知突变位点设计引物，扩增出其中一个等位基因后再进行测序，结合混合产物的测序结果所明确的杂合峰位置，明确一条单链上杂合峰位置的碱基，即可判断出另一条链上的碱基。此方法可大大降低检测时间及检测费用，具有较强的实用性。

也可将扩增的PCR产物直接送测序公司做克隆测序，能获得单倍型和新突变位点的结果。克隆测序的原理基于DNA的复制和测序技术，通过载体将PCR产物转化到宿主细胞（大肠埃希菌）中，宿主细胞会通过增殖复制这些重组DNA片段，从而得到大量的克隆DNA，可使用测序技术来测定DNA片段的碱基序列。具体操作包括PCR产物（外源DNA片段）纯化；与质粒载体的连接；将连接产物转化到感受态细胞中；重组克隆的增殖、筛选和鉴定；上机测序等。克隆测序对实验条件要求较高，且周期长、费用高，而且在挑取克隆时，有可能挑取到没有突变的基因，所以应结合混合产物的直接测序结果来研判。

高通量测序（high-throughput sequencing，HTS）是对传统Sanger测序的革命性变革，解决了第一代测序一次只能测定一条序列的限制，一次运行即可得到几十万到几百万条核酸分子的序列，因此被称为新一代测序（next generation sequencing，NGS）或第二代测序。

第二代测序技术最常见的测序方法是Thermo Fisher的Ion Torrent半导体测序和Illumina的边合成边测序技术。第二代测序技术虽然测序通量大大增加，但其获得的单条序列长度较短，想得到准确的基因序列信息依赖于较高的测序覆盖度、测序深度和准确的序列拼接技术。所以最终得到的结果会存在一定的错误信息，这主要是由于同源基因的复杂结构以及假基因和同源基因的存在，对引物设计和数据分析造成挑战。例如，*RHD*和*RHCE*具有92%的序列相似性；编码MNS血型的*GYPA*和*GYPB*显示出超过95%的序列同一性，因此可能出现读取片段错误，应严格审核不常见的结果或新的等位基因。

短读长NGS技术大大降低了测序成本，大规模并行测序原理允许在一次运行中对数百万个序列进行测序，可在短时间内对大样本量进行经济高效的基因分型。虽然在一些研究中发现部分血型系统的测序结果与Sanger测序（金标准）结果存在差异（吻合度98%），但其高通量特点适用于大量献血者多个血型系统的筛查。

以PacBio公司的SMRT技术和Oxford Nanopore Technologies公司的纳米孔单分子技术为代表的新一代测序技术被称为第三代测序技术，也称为单分子测序技术。与前两代测序技术相比，其最大的特点就是单分子测序，测序过程无须进行PCR扩增，并且理论上可以测定无限长度的核酸序列。长读长技术在保持高通量的优势下，可以对具有更长距离突变位点的模板进行测序。在血型基因检测中，通过长读长测序技术，可以获得具有高度多态性的*ABO*、*RHD*、*RHCE*等基因完整的单倍型基因序列。

■ **思考题**

1. 设计引物时应考虑哪些因素？
2. 如何保证引物的特异性？
3. PCR反应体系中的各种成分有何作用？
4. PCR反应结果不够理想时该如何调整各参数？

参 考 文 献

［1］Linhart C，Shamir R．The degenerate primer design problem：theory and applications．J Comput Biol，2005，12（4）：431-456.

［2］Chuang LY，Cheng YH，Yang CH．Specific primer design for the polymerase chain reaction．Biotechnol Lett，2013，35（10）：1541-1549.

［3］Bustin SA，Mueller R，Nolan T．Parameters for Successful PCR Primer Design．Methods Mol Biol，2020，2065：5-22.

［4］Ye J，Coulouris G，Zaretskaya I，et al．Primer-BLAST：a tool to design target-specific primers for polymerase chain reaction．BMC Bioinformatics，2012，13：134.

［5］Markoulatos P，Siafakas N，Moncany M．Multiplex polymerase chain reaction: a practical approach. J Clin Lab Anal, 2002, 16（1）: 47-51.

［6］Weissensteiner T, Lanchbury JS. Strategy for controlling preferential amplification and avoiding false negatives in PCR typing. Biotechniques, 1996, 21（6）: 1102-1108.

［7］Roux KH. Optimization and troubleshooting in PCR. Cold Spring Harb Protoc, 2009（4）: pdb. ip66.

［8］Shakeel M, Rodriguez A, Tahir UB, et al. Gene expression studies of reference genes for quantitative real-time PCR: an overview in insects. Biotechnol Lett, 2018, 40（2）: 227-236.

［9］Brownie J, Shawcross S, Theaker J, et al. The elimination of primer-dimer accumulation in PCR. Nucleic Acids Res, 1997, 25（16）: 3235-3241.

［10］Heather JM, Chain B. The sequence of sequencers: The history of sequencing DNA. Genomics, 2016, 107（1）: 1-8.

［11］Zeng X, Lin D, Liang D, et al. Gene sequencing and result analysis of balanced translocation carriers by third-generation gene sequencing technology. Sci Rep, 2023, 13（1）: 7004.

［12］Allemand E, Ango F. Analysis of splicing regulation by third-generation sequencing. Methods Mol Biol, 2022, 2537: 81-95.